Lieselotte Mahler, Alexandre Wullschleger, Anna Oster

Nachbesprechung von Zwangsmaßnahmen

Ein Praxisleitfaden

Psychiatrie Verlag

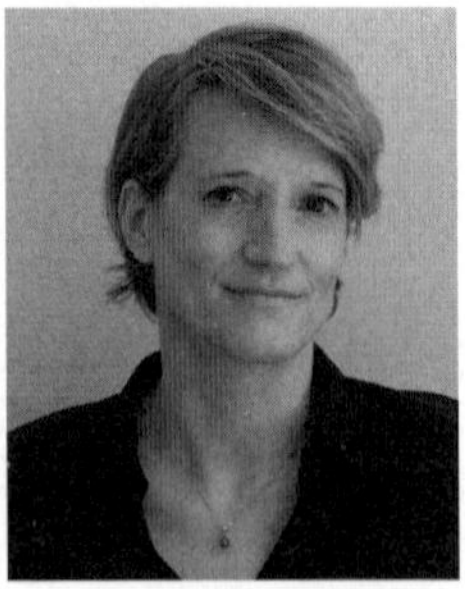

Lieselotte Mahler ist Chefärztin der Abteilung Psychiatrie und Psychotherapie I der Kliniken im Theodor-Wenzel-Werk, Berlin.

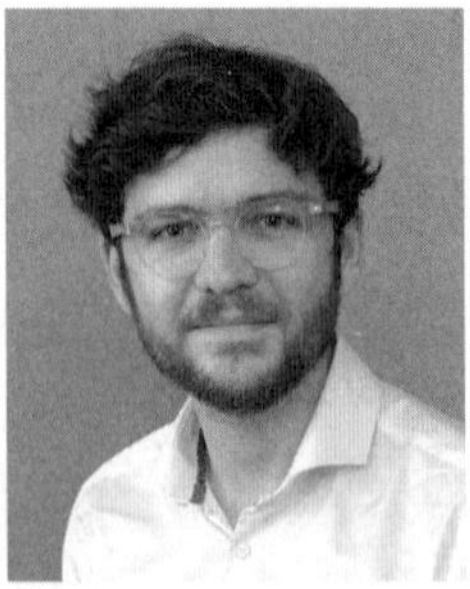

Alexandre Wullschleger ist psychiatrischer Oberarzt in der Universitätsklinik Genf.

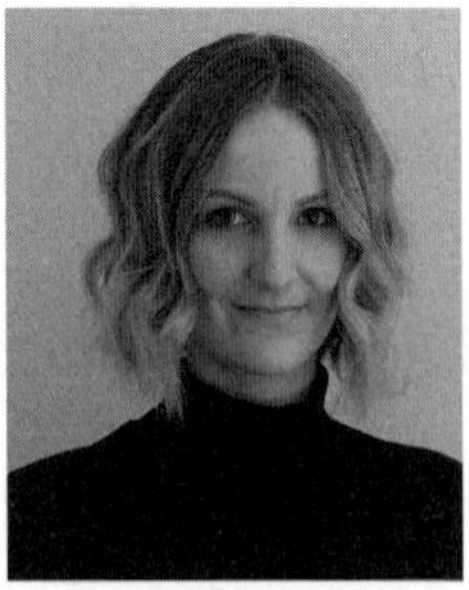

Anna Oster ist Psychologin, Assistentin und Wissenschaftliche Mitarbeiterin der Abteilung Psychiatrie und Psychotherapie I der Kliniken im Theodor-Wenzel-Werk, Berlin.

Ein besonderer Dank für die Mitarbeit an der Entwicklung, Implementierung und Beforschung des Leitfadens und der standardisierten Nachbesprechung gilt:

Angelika Vandamme & Christiane Montag
sowie Antje Wilfer, Martin Sperling, Andreas Gervink, Juliane Mielau, Lara Renner, Felix Bermpohl & Andreas Heinz

Lieselotte Mahler, Alexandre Wullschleger, Anna Oster

Nachbesprechung von Zwangsmaßnahmen

Ein Praxisleitfaden

Psychiatrie
Verlag

Lieselotte Mahler, Alexandre Wullschleger, Anna Oster

Nachbesprechung von Zwangsmaßnahmen. Ein Praxisleitfaden

Psychosoziale Arbeitshilfen 42

1. Auflage 2022
ISBN: 978-3-96605-101-9
ISBN E-Book (PDF): 978-3-96605-109-5

Bibliografische Information der Deutschen Nationalbibliothek
Die Deutsche Nationalbibliothek verzeichnet diese Publikation in der Deutschen Nationalbibliografie; detaillierte bibliografische Daten sind im Internet über http://dnb.ddb.de abrufbar.

Lektorat: Martina Ohlrogge, Köln
Umschlagkonzeption: GRAFIKSCHMITZ, Köln
Umschlaglayout und Umschlagfoto: Iga Bielejec, Nierstein
Typografiekonzeption und Satz: Iga Bielejec, Nierstein
Druck und Bindung: Plump Druck & Medien, Rheinbreitbach

Geleitworte 8

»Zwangsmaßnahmen als Ausdruck von misslungener Kommunikation« *Thomas Bock* 8

»Die Kommunikation gerät nicht erst mit der Zwangsmaßnahme in Schieflage.« *Gwen Schulz* 9

Warum dieses Buch? 13

Zwangsmaßnahmen und die Psychiatrie 14

Formen von Zwang 15

Rechtliche Rahmenbedingungen 17

Zwangsmaßnahmen müssen alternativlos sein 18

Ursachen für Zwangsmaßnahmen 20

Folgen von Zwangsmaßnahmen 22

Das Weddinger Modell 24

Warum Zwangsmaßnahmen nachbesprechen? 30

Nachbesprechungen in der Praxis 32

Leitfadengestützte Nachbesprechung im Weddinger Modell 33

Die Notwendigkeit transparenter Entscheidungsfindungsprozesse 34

Ziele der leitfadengestützten Nachbesprechung 37

Anwendung des standardisierten Leitfadens 44

»Wie wir uns begegnen« Setting der Nachbesprechung 44

»Was wir gemeinsam reflektieren« Inhalte des Leitfadens 50

Fallbeispiel 58

Auf einen Blick: Was Beteiligte der Pilotstudie über die Nachbesprechung sagen 67

Erstellung von Krisenplänen und Behandlungsvereinbarungen aus der Nachbesprechung 69

Implementierung der leitfadengestützten Nachbesprechung **71**

Implementierung im Behandlungsalltag: »Wie kann es gehen?« **71**

Schulung der Mitarbeitenden **75**

Hürden und Widerstände im Implementierungsprozess **77**

FAQs zur Implementierung und Durchführung leitfadengestützter Nachbesprechungen **80**

Wissenschaftliche Evaluation der leitfadengestützten Nachbesprechung **86**

Studie über die Auswirkungen der Nachbesprechung **86**

Fazit **99**

»Warum sollten wir Zwangsmaßnahmen nachbesprechen?« **99**

»Warum ist die leitfadengestützte Nachbesprechung eine geeignete Intervention?« **101**

Literatur **103**

Downloadmaterial

Behandlungsvereinbarung

Leitfaden zur Nachbesprechung von Zwangsmaßnahmen

Kurzübersicht »Wie wir uns begegnen«

Krisenplan

Schulungsunterlagen der Mitarbeitenden

Die Materialien finden sich auf:
https://psychiatrie-verlag.de/product/nachbesprechung-von-zwangsmassnahmen/

Den Zugangscode finden Sie auf Seite 100.

Geleitworte

»Zwangsmaßnahmen als Ausdruck von misslungener Kommunikation«

Thomas Bock

Kommt es zu Zwangsmaßnahmen in der Psychiatrie, kann das als Ausdruck einer misslungenen Kommunikation verstanden werden. Dafür sind immer beide Seiten verantwortlich. Doch selbst wer Zwang anders erklärt, dürfte Mühe haben, zu begründen, dass nach der Zwangserfahrung die Kommunikation endgültig stirbt. So als wäre nichts geschehen. Sehr oft findet danach kein Gespräch statt, gestehen wir den betroffenen Menschen keinen Austausch zu. Weil wir uns schämen? Weil wir das als Zumutung empfinden? Weil wir keine Worte finden? Weil wir dafür ehrlich sein, nicht nur über unsere Macht, sondern auch unsere Ohnmacht und unsere Grenzen sprechen müssten.

Wie würde es uns selbst gehen, wenn wir – in welchem Kontext auch immer – eine Überwältigung erleben. Wäre ein nachher-Sprechen nicht das Mindeste?

Das Psychoseseminar als Keimzelle des Trialogs entstand vor allem, weil Dorothea Buck der Psychiatrie das Sprechen beibringen wollte. Tief verstört hatte sie die sprachlose gewaltsame Psychiatrie der Nazizeit, als am Schreibtisch über Leben und Tod, mindestens aber die Zwangssterilisation entschieden wurde – ohne jedes Gespräch. Natürlich distanzieren wir uns von dieser Gewalt; aber müssen wir dann nicht erst recht das Gespräch suchen? Müssen wir nicht von uns aus Erklärungen anbieten, warum wir glauben, in der Not Zwang ausüben zu müssen? Müssen wir nicht fragen, wie wir gesehen und empfunden wurden? Müssen wir nicht systematisch und gemeinsam nach Wegen suchen, eine Wiederholung zu vermeiden? Müssen wir nicht lernen wollen?

Mit diesem Buch berichtet das Team um Lieselotte Mahler von der Entwicklung, der Evaluation und dem Erfolg eines Leitfadens für eine Nachbesprechung. Der Leitfaden soll uns das Gespräch erleichtern und dabei die Position des betroffenen Menschen stärken. Ich vermute, dass wir es sind, die diese Ermutigung brauchen. Zumindest im Trialog erlebe ich, dass Psychoseerfahrene

danach hungern, dass wir uns transparent machen: Warum konnten wir nicht anders? Wie könnte es anders gehen? Der Zeitpunkt für so ein Gespräch wird vielleicht nicht immer gleich sein und auch der Ort will gut gewählt sein.
Nur wer erlebt, dass wir es uns schwer machen, Zwang auszuüben, dass wir uns nicht wohl damit fühlen, dass wir gemeinsam nach Alternativen suchen – z. B. in Behandlungsvereinbarungen –, kann seinen Frieden finden, mit dem, was da mit und gegen ihn oder sie passiert ist. Das Gespräch danach braucht offene Karten, braucht unser Zugeständnis, dass wir mit unserem Latein am Ende waren, braucht eine Erklärung der Machtausübung. Nur wenn wir unser Handeln und damit auch unsere Macht zumindest im Nachhinein infragestellen, setzen wir sie nicht unhinterfragt fort. Nur wenn wir es ehrlich meinen mit den eigenen Zweifeln, aber auch mit der Begründung unserer Entscheidung, können wir zumindest ansatzweise dazu beitragen, die Symmetrie wiederherzustellen, die vermutlich schon vor der Maßnahme verloren gegangen ist.
Ich wünsche dem Buch und dieser Ermutigung zu einer qualifizierten Nachbesprechung viel Erfolg. Ich möchte nahelegen, sie mit der Idee der Behandlungsvereinbarung zu verknüpfen; beide Projekte waren Teile eines gemeinsamen größeren Forschungsverbundes. Ich empfehle, bei der Moderation der Nachbesprechung auch Genesungsbegleitende zu berücksichtigen; im Zusammenhang mit der Behandlungsvereinbarung hat das die Position der Betroffenen, die Qualität der Vereinbarung und damit ihre Nachwirkung gestärkt. Schön wäre, wenn wir so der Vermeidung von Zwang näher kämen.
***Thomas Bock** ist Professor für Klinische Psychologie und Sozialpsychiatrie, Psychologischer Psychotherapeut am Universitätsklinikum Hamburg-Eppendorf.*

»Die Kommunikation gerät nicht erst mit der Zwangsmaßnahme in Schieflage.«

Gwen Schulz

Kann man als von Zwangsmaßnahmen betroffener Mensch ein konstruktives Vorwort zu einem Buch formulieren, das nur von Profis geschrieben wurde? In der näheren Auseinandersetzung mit dem Thema merke ich, wie absolut unverarbeitet diese Erfahrung von Demütigung, unendlicher Scham und Ohnmacht in mir aufsteht, wie alles zurückrollt – als wäre es gestern gewesen. Dabei ist es Jahre her. Bis heute erlebe ich die Zwangsmaßnahmen als ungerecht, als

willkürlich, als Machtdemonstration, als Grenzüberschreitung. Hätte mir eine Nachbesprechung geholfen? Hätte ich auch nur ein einziges Wort geglaubt in einem System, in dem die Machtverhältnisse so klar geregelt sind, wie mir auch immer wieder verdeutlicht wurde? Wäre ich bereit gewesen zuzuhören? Hätte man mir zugehört? Wäre das eine Chance gewesen?
Mir wurde keine Nachbesprechung angeboten, das war zu der Zeit nicht üblich. Und leider ist es auch heute nicht üblich, sondern wird eher als anstrengende unnötige Mehrarbeit empfunden.
Ich schreibe dieses Vorwort, weil ich weiß, dass die Autorinnen und der Autor dieses Buches das ändern wollen, weil sie dafür werben, dass alle daran beteiligten Personen sich einer solchen Erfahrung stellen, sich befragen und in ihrer Selbstverständlichkeit der Macht verunsichern lassen.
Ich verstehe nicht, warum nicht jeder Mensch, der Zwangsmaßnahmen ausgeführt hat, der andere Menschen fixiert hat, in ein Isolierzimmer gesperrt, überwältigt hat, ein eigenes inneres Bedürfnis verspürt, darüber mit den Betroffenen zu sprechen. Wie kann man sich auf Station danach sonst in die Augen gucken, wie kann man sich begegnen? Wie kann man sich noch als Mensch erkennbar machen, der das so nicht gewollt hat? Gibt es nicht automatisch einen großen Wunsch, mit dem betroffenen Menschen ins Gespräch zu gehen, gemeinsam nach Alternativen zu suchen? Sicher nicht sofort – aber doch sobald wie möglich.
Zwangsmaßnahmen sind (hoffentlich) eine extreme Ausnahmesituation für alle Beteiligten. Bisher haben Mitarbeitende die Möglichkeit, sich im Gespräch mit dem Team zu entlasten, sich rückzuversichern, darin zu bestätigen, dass eine Maßnahme gegen den Willen eines anderen Menschen – nicht Patientin oder Patient, wir bleiben gleichwertige Menschen! – notwendig war. Die eigene Erfahrung der Hilflosigkeit, Ohnmacht, vielleicht auch Wut ist im Team mitteilbar – und deshalb scheinbar berechtigt – und kann so für die professionell Tätigen auf Abstand gebracht werden. Der Alltag auf der Station und im Privatleben geht weiter, die Erfahrung reiht sich ein, relativiert sich.
Das ist für den betroffenen Menschen anders.
Er kann sich nicht entlasten. Er bleibt mit der Ungeheuerlichkeit der Erfahrung allein. Er hat keine Außenwelt zu seiner Verfügung. Seine Wirklichkeit sind die Mitarbeitenden der geschlossenen Station. Daran liest er seinen Wert ab. Da relativiert sich nichts einfach so, weil eine Zwangsmaßnahme nur eine »kleine« Erfahrung inmitten eines strukturierten Lebens wäre. Die Koordinaten haben meist vorher schon nicht mehr gestimmt.
Für eine innere Rehabilitation, für eine wie auch immer geartete Lernerfahrung

wäre ein Gesprächsangebot, wie es zu der Zwangsmaßnahme gekommen ist, dringend notwendig. Vielleicht wird das erst mal abgelehnt. Trotzdem wird gehört, spürbar, dass eine Zwangsmaßnahme nicht das Ende jeder Beziehung sein muss, dass es ein lebbares Danach geben kann, um dass sich beide bemühen können, dass der / die andere ein Interesse daran hat, zu sprechen, sich zu erklären, zu fragen, dass es um Beziehung, um Begegnung geht – auch wenn sie professionell ist. Beide stehen vor einem Problem und haben den Wunsch, dass sich das nicht wiederholt. Beide sind Handelnde der Situation.

Von einer solchen »standardisierten« Nachbesprechung handelt dieses Buch. In dieser Besprechung kommen alle zu Wort. Es geht nicht darum, dass der betroffene Mensch einseitig die Maßnahme im Rückblick absegnet, einsichtig sein muss. Vielleicht sogar verstehen soll, warum diese zum eigenen Schutz notwendig war. Im Regelfall hat es zuvor eine Eskalation an Missverständnissen gegeben, war Bedrohung im Raum. In dieser Nachbesprechung geht es eigentlich um eine »Davor-Besprechung«. Fragen aus dem Leitfaden verdeutlichen das: »Was hätte das Personal anders machen können?«, » Hätten Sie sich als Patientin oder Patient anders verhalten können?«, »Hätte es etwas gegeben, was die Situation erleichtert hätte?«.

Es geht darum, sich gegenseitig zuzuhören, möglichst auch die Perspektive zu wechseln. Es kann allerdings nichts darüber hinwegtäuschen, dass die Macht bei den professionell Tätigen liegt. Ein betroffener Mensch, der sich durch eigene Ängste, evtl. Geringschätzung, Demütigung, Ignoranz oder auch deutliches Zu-nahe-Kommen bedroht fühlt, hat weder die Möglichkeit noch das Recht, Mitarbeitende in einem erträglichen Abstand »zu fixieren«, oder in einem anderen Zimmer zu »isolieren«. Dazu kommt, dass Mitarbeitende einer Station in der Regel in einem schützenden, als massiv empfundenen »WIR« auftreten. Der Betroffene hat oft nicht einmal mehr ein selbst empfundenes ihn schützendes »ICH«.

Ein Perspektivwechsel kann nur stattfinden, wenn die einzelnen Mitarbeitenden sich zu ihrem Ich bekennen, menschliche eigene Gefühle in der Situation deutlich machen. Dann wird etwas spürbar, dann stehen sich plötzlich zwei Menschen gegenüber. Da besteht die Chance zu verstehen, weil das Gegenüber erkennbar wird. Da gelten die allgemeinen Regeln im Umgang mit Menschen, die in der Psychiatrie oft ausgehebelt sind. Es ist immer wieder hilfreich, sich als professionell tätiger Mensch zu überlegen, was er oder sie selbst brauchen würde, wenn das eigene Leben aus den Fugen gerät. Menschen mit Diagnosen unterscheiden sich nicht in ihren existenziellen Bedürfnissen nach Respekt, Anteilnahme, Gesehenwerden, Gefragtwerden.

Die Kommunikation gerät nicht erst mit der Ausübung einer Zwangsmaßnahme in Schieflage. Die Atmosphäre in der Psychiatrie, insbesondere auf geschlossenen Stationen, ist oft angespannt und eine Herausforderung für alle Menschen, die sich darin bewegen. Ich glaube, dass Spiel-Räume der Begegnung viel zu wenig genutzt werden. Mitarbeitende unterschätzen ihre Wirksamkeit, die sie auf die betroffenen Menschen haben, wenn sie sich aus ihren Dienstzimmern wegbewegen, hin zu den Betroffenen. Sie ahnen häufig nicht, wie viel Chance in der alltäglichen beiläufigen Begegnung liegt, dass diese eine Grundlage auch in belastenden Situationen sein kann, »im Boot zu bleiben«, sich so miteinander auseinanderzusetzen, dass eine Zwangsmaßnahme verhindert werden kann.

Als Genesungsbegleiterin bin ich immer Fürsprecherin der betroffenen Menschen und ich bin sehr froh, dass es dieses Buch gibt, und hoffe, dass damit eine menschlichere Psychiatrie möglich wird.

Gwen Schulz *ist seit 2011 Genesungsbegleiterin in der Uniklinik Hamburg.*

Warum dieses Buch?

Die Vermeidung von Zwangsmaßnahmen im psychiatrischen Hilfesystem hat aus verschiedenen Gründen allerhöchste Priorität. Hierzu zählen insbesondere die Wahrung der Menschenrechte und die Verhinderung negativer Folgen für die Betroffenen. Damit einher geht, der Eskalation von Aggressionen und Gewalt präventiv entgegenzuwirken. Was aber tun, wenn es trotz aller Bemühungen zu einer Zuspitzung der Situation und zur Anwendung von Zwangsmaßnahmen kommt? Wie kann die therapeutische Beziehung erhalten bzw. aufgebaut werden, wie können Partizipation und Selbstbestimmung der Patientinnen und Patienten dennoch gewahrt und gefördert werden? Wie kann aus solchen »gescheiterten« Begegnungen voneinander gelernt werden, um ihnen in Zukunft entgegenzuwirken? Wie kann die Symmetrie der Beziehung (wieder-)hergestellt werden?

Häufig haben alle Beteiligten ähnliche Gefühle wie Schuld, Scham, Wut und Hilflosigkeit bezüglich der eskalierten Situation (Mahler u.a. 2014) und tragen das Risiko einer traumatischen Verarbeitung des Geschehenen. Bei allen Beteiligten kommt es oft zu einer Sprachlosigkeit und einer Brüchigkeit der (therapeutischen) Beziehungen. In diesem Zusammenhang spielt das gemeinsame Reflektieren und Nachbesprechen des Erlebten in einem ausgewogenen, moderierten Rahmen eine Schlüsselrolle. Das gegenseitige Verstehen der jeweils anderen Perspektive kann eine Klärung ermöglichen und die Symmetrie in der Beziehung wiederherstellen.

Der vorliegende Leitfaden zur Nachbesprechung von Zwangsmaßnahmen (Mahler u.a. 2017) ist aus der Praxis des Weddinger Modells (Mahler u.a. 2014) in einer multiprofessionellen Arbeitsgruppe entstanden (ärztliche Begleitung: L. Mahler, A. Wullschleger; Genesungsbegleitung: A. Wilfer; pflegerische Begleitung: M. Nietert, A. Gervink). Vorausgegangen war zum einen die Erfahrung, dass das Arbeiten nach Weddinger Modell eine Verbesserung der Beziehung und Kommunikation zwischen Mitarbeitenden sowie Patientinnen und Patienten – auch in Akutsituationen und -behandlungen – ermöglicht, und zum anderen, dass es im Zuge des vertrauensvollen und offenen Miteinanders immer mehr Nachfragen und Bedarf gab, über eskalierte Situationen und die Anwendung von Zwangsmaßnahmen zu sprechen. Insbesondere durch eine Behandlungskontinuität, die über das stationäre Setting hinausreicht (z.B.

durch teilstationäre oder ambulante Weiterbehandlungen und Angebote, wie PIA-Flex, APP, Modell-Ambulanz oder Recovery-Gruppen), äußerten Patientinnen und Patienten immer häufiger den Wunsch, Zwangssituationen mit den beteiligten Mitarbeitenden nachzubesprechen. Aber auch auf der Seite der Mitarbeitenden wurde der zunehmende Bedarf spürbar, eskalierte Situationen mit den Patientinnen und Patienten gemeinsam zu reflektieren. Die positiven Effekte dieser Art von Nachbesprechungen wurden sehr schnell deutlich:

- Ein gegenseitiger Lerneffekt (bezogen auf Gedanken, Emotionen, Reaktionen und Entscheidungen des Gegenübers);
- Ein »psychohygienischer« Effekt für Behandelte wie Behandelnde (verstehen und verstanden werden, Umgang mit eigenen Wut-, Enttäuschungs-, Schuld-, und Schamgefühlen);
- Ein präventiver Effekt (Reflexionen und Erkenntnisse der Nachbesprechung wirken sich für alle Involvierten deutlich positiv und präventiv auf zukünftige Kontakte und Situationen aus).

(Vgl. Kapitel »Offene Begegnungen – Haltung zu Aggressionen und Behandlungen gegen den Willen – Postvention ist Prävention« in Mahler u. a. 2014).

Zwangsmaßnahmen und die Psychiatrie

»Zwangseinweisungen, Unterbringungen zur Behandlung sowie Zwangsbehandlungen stehen im Widerspruch zum Bestreben, die Patientinnen und Patienten in ihrer Autonomie und Selbstbestimmung im Sinne von Empowerment und Recovery zu fördern. Andererseits können in Ausnahmesituationen therapeutische Maßnahmen gegen den Willen von Patienten notwendig sein, um Selbstbestimmung und Übernahme von Eigenverantwortung überhaupt wieder möglich zu machen. Abwägungen und Entscheidungen bedeuten in diesem Spannungsfeld ein ethisches Dilemma und sind Hauptbestandteil aktueller Debatten zu Selbstbestimmung, Inklusion und Patientenrechten.« (Mahler u. a. 2014, S. 127)

Damit bleiben Zwangsmaßnahmen das vielleicht kontroverseste Thema der Psychiatrie. Während Zwang in der psychiatrischen Behandlung lange Zeit kaum thematisiert und schon gar nicht beforscht wurde, gibt es mittlerweile eine seit Jahren zunehmende Diskussion, die nicht zuletzt durch die 2009 ratifizierte UN-Behindertenrechtskonvention (UN-BRK) noch mehr in den Fokus gerückt ist (UN-Behindertenrechtskonvention 2006, Deutscher Ethikrat 2018). Die UN-BRK hat einen öffentlichen und hitzigen Diskurs über die Zulässigkeit von Zwangsmaßnahmen in der Behandlung von Menschen mit psychischen Erkrankungen ausgelöst. Nach Art. 2 UN-BRK darf keine Person aufgrund ihrer Behinderung diskriminiert werden. Damit gilt, dass eine Person keinerlei Einschränkung ihrer Grund- und Freiheitsrechte aufgrund ihrer Behinderung erfahren darf. In der Folge kommt es zu zahlreichen Stellungnahmen und Kontroversen über die Legitimation und Notwendigkeit von Zwangsmaßnahmen (Heinz u. a. 2015b, Graumann 2014, Lincoln u. a. 2014, Teichert u. a. 2016, Zinkler 2013). Selbst innerhalb der Betroffenen-Perspektive besteht zu diesem Thema keine einheitliche Meinung (Mielau u. a. 2015). Klar ist, dass Zwangsmaßnahmen nicht mehr als alltägliche Behandlungsroutine verstanden werden. Doch während sie auf einer Seite als notwendige Intervention bei fehlenden Alternativen akzeptiert sind, werden sie auf der anderen Seite als Folter verurteilt und deren Abschaffung gefordert (Mendéz 2013). In der psychiatrischen Behandlung generell auf die Durchführung von Zwangsmaßnahmen zu verzichten, bedeutet allerdings in der Konsequenz, dass insbesondere schwer erkrankte Personen gegebenenfalls nicht mehr behandelt werden bzw. der Umgang mit krankheitsbedingten akuten Gefährdungsaspekten zur alleinigen Aufgabe der Justiz gemacht wird. Die meisten Diskussionen setzen sich deshalb vor allem mit der Reduktion von Zwang auf ein Minimum sowie mit einem nachhaltigen, reflektierten und reflektierenden Umgang mit Zwangsmaßnahmen auseinander. Die vorliegende Arbeitshilfe zur leitfadengestützten Nachbesprechung von Zwangsmaßnahmen orientiert sich an dieser Debatte und sensibilisiert die beteiligten Parteien für die gemeinsame Reflexion und das Verständnis der unterschiedlichen Perspektiven.

Formen von Zwang

Eine einheitliche Definition möglicher Formen von Zwang im psychiatrischen Kontext hat sich als schwierig erwiesen. Zwang beginnt häufig nicht erst in der psychiatrischen Klinik und dessen Ausübung erfolgt im Rahmen staatlicher Hoheitsrechte. Psychiatrisch Tätige handeln bei der Anwendung von Zwangsmaßnahmen dadurch in staatlichem Auftrag, um die Patientin, den Patienten oder die Rechte Dritter zu schützen. Unterbringungen werden nicht nur innerhalb der psychiatrischen Behandlungen veranlasst, sondern können auch bereits im Voraus von sozialpsychiatrischen Diensten oder rechtlichen

Betreuenden beantragt und gegebenenfalls vom Gericht genehmigt werden. Zwangsmaßnahmen müssen daher nicht nur im Kontext psychiatrischer Behandlungen betrachtet werden, sondern müssen darüber hinaus in staatliche und gesellschaftliche Strukturen eingeordnet werden.

Zudem sollten bei der Ausübung von Zwang in der Psychiatrie nicht nur einzelne konkrete Maßnahmen betrachtet werden, sondern ein Kontinuum beginnend bei nachdrücklichen (Behandlungs-)Angeboten und Aufforderungen bis hin zu formellen, gerichtlich legitimierten Zwangsmaßnahmen (Jäger 2017). Damit ist der Übergang von formellen zu informellen Zwangsmaßnahmen fließend. Für die betroffene Person ist darüber hinaus nicht nur die Form des Zwangs entscheidend. Das subjektiv erlebte Ausmaß des Zwangs kann, unabhängig von den konkret eingeleiteten Maßnahmen von Mensch zu Mensch, stark variieren (Olszewski & Jäger 2015, Bonsack & Borgeat 2005).

Unter formelle, also rechtlich legitimierte Formen von Zwang fallen freiheitsentziehende Zwangsmaßnahmen (Unterbringung, Isolierung, Fixierung) sowie therapeutische oder diagnostische Zwangsbehandlungen, die gegen den Willen der Patientin oder des Patienten durchgeführt werden (Helmchen 2021). Die in dieser Arbeitshilfe vorgestellte leitfadengestützte Nachbesprechung von Zwangsmaßnahmen bezieht sich ausschließlich auf gesetzlich legitimierte, formelle Zwangsmaßnahmen und grundsätzlich auf die Maßnahmen der Isolierung, Fixierung und Zwangsmedikation. Im Folgenden werden der sprachlichen Einfachheit halber diese drei Formen von Zwang unter dem Begriff der Zwangsmaßnahmen zusammengefasst.

Als **Unterbringung** wird der richterlich angeordnete Aufenthalt einer Person mit psychischer Erkrankung gegen deren Willen in einer psychiatrischen Einrichtung bezeichnet. Dabei können Ausgangsmöglichkeiten oder Kontakte durch die Einrichtung beschränkt werden. Eine Unterbringung nach öffentlichem Recht setzt eine akute Eigen- oder Fremdgefährdung voraus, während eine Unterbringung nach Betreuungsrecht bereits zur »Abwendung einer Selbstgefährdung oder eines drohenden erheblichen gesundheitlichen Schadens« gerechtfertigt ist. (DGPPN 2018, S. 16).

Eine **Isolierung** ist eine freiheitsentziehende Maßnahme, bei der eine behandelte Person zum Verbleib in einem von anderen Personen abgetrennten Raum gezwungen wird. Die Person wird hierzu üblicherweise in einen besonders gesicherten Raum gebracht, dort eingeschlossen oder anderweitig am Verlassen des Raums gehindert. Dabei wird sie durchgehend (meist durch ein Sichtfenster) vom Personal überwacht. Das Vorenthalten von potenziell gefährdenden Gegenständen kann aus Sicherheitsgründen gerechtfertigt sein.

Eine Absprache mit einer Patientin oder einem Patienten über den zeitweisen Verbleib im eigenen Patientenzimmer, ohne dass dieses abgesperrt wird, ist dabei nicht als Isolierung zu verstehen (DGPPN 2018).
Die **Fixierung** ist ebenfalls eine freiheitsentziehende Maßnahme, bei der die Bewegungsfreiheit der behandelten Person durch Festbinden (mit Leder- oder Stoffgurten) oder durch Festhalten eingeschränkt wird. Eine »Fixierung erfolgt am häufigsten im Bett liegend (Bettfixierung), ist grundsätzlich jedoch auch sitzend im Stuhl möglich [...] und kann an unterschiedlich vielen Körperteilen erfolgen« (DGPPN 2018, S. 12).
»Als **Zwangsmedikation** wird eine gegen den erklärten oder gezeigten Willen eines psychisch erkrankten Menschen durchgesetzte Medikamentenverabreichung bezeichnet, wenn einem Menschen trotz Ablehnung keine Alternative außer ggf. einer sonst erfolgenden anderen Zwangsmaßnahme verbleibt« (DGPPN 2018 S. 17 nach Steinert 2013). Darunter fällt abgesehen von parenteral verabreichter Medikation gegen oder ohne den Willen der Person auch die orale Medikamentengabe unter bestehender Fixierung.

Rechtliche Rahmenbedingungen

Es soll hier lediglich ein kurzer Überblick über die in Deutschland relevanten Normen gegeben werden. Für Fälle akuter Eigen- oder Fremdgefährdung sind die Voraussetzungen zur Durchführung von Zwangsmaßnahmen in den Gesetzen über Hilfen und Schutzmaßnahmen bei psychischen Krankheiten (PsychKG) der Bundesländer oder bei rechtfertigendem Notstand im Strafgesetzbuch (StGB) normiert. Bei drohender, aber nicht akuter Gefährdung und fehlender Einwilligungsfähigkeit sind die rechtlichen Grundlagen für Zwangsmaßnahmen im Bürgerlichen Gesetzbuch (BGB) im Rahmen des Betreuungsrechts geregelt (Olszewski & Jäger, 2015). Psychiatrische Kliniken, denen ein Versorgungsauftrag obliegt, sind durch die Gesetzgebung mit hoheitlichen Aufgaben und Rechten ausgestattet. Das bedeutet, dass diese Kliniken bei Patientinnen und Patienten mit (akuten) Gefährdungsaspekten und fehlender Einwilligungsfähigkeit Behandlungen gegen den Willen der Menschen mit psychischen Erkrankungen durchführen dürfen und müssen. Für eine Unterbringung in einer psychiatrischen Klinik muss dennoch zusätzlich ein richterlicher Beschluss vorliegen. Ebenso muss seit 2018 bei Fixierungen, die länger als 30 Minuten andauern, ein richterlicher Beschluss eingeholt werden, der diese Maßnahme legitimiert (BVerfG Urteil des Zweiten

Senats vom 24. Juli 2018). Die Anforderungen an die rechtliche Legitimation zur Durchführung von Zwangsmaßnahmen sind hoch. Bereits hierin zeigt sich, dass der Eingriff in die Persönlichkeitsrechte der betroffenen Person bedeutend ist und entsprechend streng vom Staat reguliert wird.

Zwangsmaßnahmen müssen alternativlos sein

Besonders die UN-BRK hat in den vergangenen Jahren dazu beigetragen, dass die Rechte psychisch erkrankter Menschen gestärkt wurden. Die Gratwanderung zwischen der Fürsorgepflicht, die den psychiatrischen Kliniken durch die Gesetze der Bundesländer über Hilfen und Schutzmaßnahmen bei psychischen Krankheiten obliegt, und dem massiven und teils folgenschweren Eingriff in die Persönlichkeitsrechte und die Selbstbestimmung des behandelten Menschen ist herausfordernd. Nur bei (akuter) Eigen- oder Fremdgefährdung dürfen, wenn keine alternativen Interventionen möglich oder geeignet sind, Maßnahmen gegen den Willen der Patientin oder des Patienten eingesetzt werden.
In der Regel gelten drei grundlegende Voraussetzungen zur Durchführung von Zwangsmaßnahmen (siehe Abb. 1, S. 18) im Rahmen der psychiatrischen Behandlung, die allerdings im Einzelfall abhängig von der angewendeten Maßnahme wie auch der zugrundeliegenden Gesetzgebung etwas abweichen können.

ABBILDUNG 1 Voraussetzungen zur Durchführung von Zwangsmaßnahmen

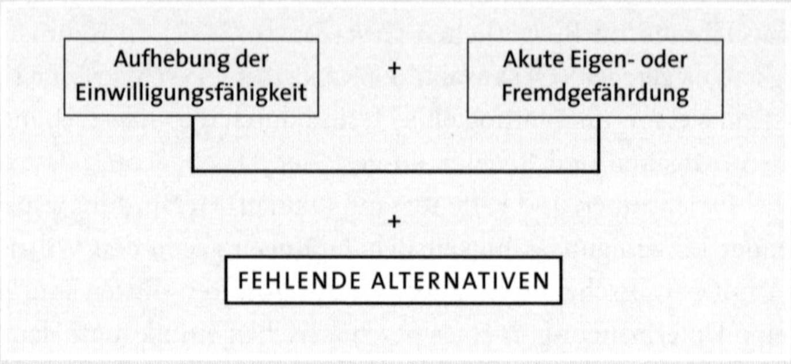

Fehlende Einwilligungsfähigkeit Die Einwilligungsfähigkeit einer Person setzt sich aus zwei Bestandteilen zusammen. Die Person muss zunächst einsichtsfähig sein, d.h. »die Bedeutung, Tragweite und die Risiken der ärztlichen Maßnahme erkennen und verstehen« (Bundesärztekammer 2019). Außerdem muss die Person steuerungsfähig sein, also sich über die Maßnahme »ein eigenes Urteil bilden und nach dieser Einsicht handeln« können (Bundesärztekammer 2019). Die Definition und Feststellung der Einwilligungsfähigkeit ist komplex, da der Übergang zwischen gegebener und nicht gegebener Einwilligungsfähigkeit zwar fließend verläuft, die Entscheidung über das Vorliegen der Einwilligungsfähigkeit aber eine eindeutige »Ja-oder-nein-Antwort« erfordert. Diese ist zudem dynamisch und kann sich sowohl im zeitlichen Verlauf als auch zwischen verschiedenen medizinischen Maßnahmen stetig verändern. Sie muss also im Hinblick auf jede Maßnahme neu abgewogen werden (Olszewski & Jäger 2015, Bundesärztekammer 2019). So kann eine Patientin oder ein Patient die Nahrungsaufnahme aus psychotischer Verkennung heraus verweigern, aber im Hinblick auf eine notwendige Blutentnahme deren Indikation erkennen und diesbezüglich als einwilligungsfähig eingeschätzt werden.

Selbst- oder Fremdgefährdung Selbst- oder Fremdgefährdung bedeutet entsprechend des Gesetzes zu Schutz und Hilfe bei psychischen Krankheiten, dass das krankheitsbedingte Verhalten der betroffenen Person »eine gegenwärtige und erhebliche Gefahr für ihr Leben oder ihre Gesundheit oder für besonders bedeutende Rechtsgüter Dritter« (§15 PsychKG Berlin) darstellt. Die Gefährdung kann sowohl eine Unterbringung der Person in einer psychiatrischen Klinik als auch besondere Sicherungsmaßnahmen und Zwangsmedikation rechtfertigen. Auch hier ist ein differenziertes Verständnis der individuellen Situation wichtig. Selbstgefährdung meint über Suizidalität hinaus auch die Schädigung der Gesundheit als aktive Handlung oder durch Unterlassung sowie Verwahrlosung (Olszewski & Jäger 2015). Eine fremdgefährdende aggressive Verhaltensweise kann sowohl krankheits- als auch situationsbedingt sein. So kann z.B. eine Patientin mit Sicherungsmaßnahmen von der Polizei in die Rettungsstelle des psychiatrischen Krankenhauses gebracht und dort aufgenommen werden, weil sie ihre Mutter in psychotischer Verkennung mit einem Messer bedroht hat. Aus welchem Grund sie sich in der darauffolgenden Fixierung massiv wehrt und Mitarbeitende bedroht, muss aber neu abgewogen werden und kann zu der Erkenntnis führen, dass die Aggression der Patientin sich gegen die Fixierung richtet. Folglich muss der Aggression nicht mit dem Aufrechterhalten der Zwangsmaßnahme, sondern im Gegenteil mit deren Aufhebung begegnet werden.

Fehlende Alternativen Die Durchführung einer Zwangsmaßnahme darf grundsätzlich nur als letztes Mittel verstanden werden, »wenn und solange dieser Gefahr nicht durch weniger eingreifende Maßnahmen begegnet werden kann« (§39 Berliner PsychKG). Unter weniger eingreifenden Maßnahmen sind neben therapeutischen Interventionen wie deeskalierenden Gesprächen auch die Gewährung von Freiraum oder Zeit, die Exploration der Bedürfnisse der Patientin oder des Patienten, die Ermöglichung eines (begleiteten) Ausgangs, der Kontakt zu Angehörigen etc. gemeint. In Befragungen zeigt sich, dass sich die Einschätzung der als nützlich wahrgenommenen Maßnahmen zwischen Mitarbeitenden und Behandelten teilweise deutlich unterscheidet und Interventionen, die Patientinnen und Patienten als wenig passend empfinden, besonders häufig angeboten werden (Mielau u. a. 2016). Hier liegt der Anknüpfungspunkt der psychiatrisch Tätigen. Während das Vorliegen von Einwilligungsfähigkeit und Gefährdung nur eingeschätzt werden kann, lässt die Frage nach den Alternativen zu Zwangsmaßnahmen Handlungsspielraum. Nur in wenigen Situationen kann einer Eskalation tatsächlich ausschließlich mit Zwang begegnet werden. Es bedarf einer differenzierten und ganzheitlichen Einschätzung der individuellen Gefährdungslage sowie der Eignung sämtlicher Interventionen, um die Frage nach der Alternativlosigkeit von Zwang zu klären (Mahler u. a. 2019b).

Ursachen für Zwangsmaßnahmen

Aus Wissenschaft und Praxis gehen zahlreiche Risikofaktoren für Eskalationen und darauffolgende Zwangsmaßnahmen hervor. Grob lassen sich diese in stabile und dynamische Personenvariablen aufseiten der Betreuten, institutionelle Faktoren in den sektorenübergreifenden Versorgungsstrukturen sowie den Strukturen der behandelnden Kliniken und des dortigen Personals aufteilen. Während Patienten und Patientinnen vor allem Umweltfaktoren (Regeln, Kommunikation mit Personal) als entscheidend empfinden, wird von Mitarbeitenden die Psychopathologie der Behandelten in den Vordergrund gestellt (Mahler u. a. 2015, Ilkiwe-Lavalle 2003). Zahlreiche Untersuchungen legen nahe, dass sowohl Personal-, Patienten- sowie Organisationsfaktoren den Entscheidungsfindungsprozess über Zwangsmaßnahmen beeinflussen (Laiho u. a. 2013). So führen ein guter Personalschlüssel, die Stationsgröße sowie ein hoher Ausbildungsstand des Personals zu einer geringeren Anwendung von Zwangsmaßnahmen (Nienaber u. a. 2018). Auch Schichtzeiten und das Geschlecht des anwesenden Personals sind relevante Einflussfaktoren (KLIMITZ u. a. 1998). Ebenso hat sich gezeigt, dass geschlossene versus offene Stationstüren sowie die Stationsarchitektur sich auf das Vorkommen von Zwangsmaßnahmen auswirken (NIENABER u. a. 2018). Darüber hinaus hat die Kommunikation im Team sowie mit der Patientin oder dem Patienten Einfluss auf die Häufigkeit von Zwangsmaßnahmen (AMERING & SCHMOLKE 2012).

ABBILDUNG 2 Personelle und strukturelle Ursachen für Zwangsmaßnahmen

PERSONENVARIABLEN ↔ STRUKTURELLE VARIABLEN

Personenvariablen – Stabile Faktoren

- Alter
- Geschlecht
- Diagnose
- Unfreiwillige Aufnahme
- Fremdaggression im Vorfeld der Aufnahme
- Vorstellung durch die Polizei
- Eigene frühere Gewalterfahrung

Personenvariablen – Dynamische Faktoren

- Ausgeprägte psychotische Positivsymptomatik
- Niedrige Kooperationsbereitschaft
- Niedriges allgemeines Funktionsniveau
- Hoher Grad an subjektiv erlebtem Zwang

Strukturelle Variablen – Stabile Faktoren

Klinikstrukturen

- Starre Regeln
- Geschlossene Stationstür
- Inkonsistente Absprachen
- Stationsgröße
- Stationsarchitektur

Personalstrukturen

- Personalschlüssel
- Ausbildungsstand des Personals
- Schichtzeiten und Wochentage
- Geschlecht des anwesenden Personals

Aufseiten der Patienten und Patientinnen wirken sich junges Alter, männliches Geschlecht, Vorstellung in der Notaufnahme durch die Polizei, sowie eine unfreiwillige Aufnahme auf den Einsatz von Zwangsmaßnahmen aus (COLE u. a. 2020, MAIER u. a. 2016). In einzelnen Studien zeigt sich außerdem der Einfluss einiger Diagnosen (z. B. Erkrankungen aus dem schizophrenen Formenkreis, Demenz, Substanzmissbrauch, Persönlichkeitsstörung) und der Schwere der bestehenden Symptomatik (ausgeprägte psychotische Positivsymptomatik, niedriges allgemeines Funktionsniveau; OLZEWSKI & JÄGER 2015, MAIER u. a. 2016, KETELSEN & SCHULZ 2009). Auch ein höheres Maß an subjektiv erlebtem Zwang trägt zu einem stärkeren Aufkommen von Zwangsmaßnahmen bei (OLSZEWSKI & JÄGER, 2015). Im Hinblick auf die Risikofaktoren bei den Patienten und Patientinnen kommt der eigenen früheren Gewalterfahrung ebenso wie der eigenen Gewaltanwendung im Vorfeld der Aufnahme besondere Bedeutung zu (COLE u. a. 2020, MAIER u. a. 2016).

Insgesamt zeigt sich, dass es deutliche Variationen in der Handhabung von Zwangsmaßnahmen zwischen den unterschiedlichen Stationen und Kliniken gibt, die nicht oder nur zum Teil auf konkrete Personen- oder Situationsvariablen zurückzuführen sind (MAHLER u. a. 2015, NIENABER u. a. 2018). Somit muss davon ausgegangen werden, dass die Entscheidungsfindungsprozesse und die Umsetzung von Zwang unabhängig von den Patientinnen oder Patienten, die sie betreffen, variieren. Der Einsatz von Zwang wird folglich wesentlich durch individuelle Klinikkulturen und strukturelle Gegebenheiten beeinflusst. So werden beispielsweise in einigen Kliniken Zwangsmaßnahmen überwiegend bei Eigengefährdung eingesetzt, während andere Kliniken diese ausschließlich bei Fremdgefährdung anwenden (MAHLER u. a. 2015).

Folgen von Zwangsmaßnahmen

Auch wenn Maßnahmen gegen den Willen der Patientin oder des Patienten in Momenten akuter Gefährdung notwendig erscheinen und ethisch wie auch rechtlich begründet werden können, darf deren Schädigungspotenzial nicht außer Acht gelassen werden. Zwangsmaßnahmen sind für die Betroffenen mit erheblichen psychischen und physischen Konsequenzen verbunden (HOTZY u. a. 2020). Vor allem bei Fixierungen kann es in Einzelfällen zu erheblichen körperlichen Schädigungen (z. B. Knochen- und Weichteilverletzungen, kardiale Veränderungen) bis hin zum Tod (u. a. durch Herz-Kreislauf-Stillstand, Strangulation, Lungenembolie) kommen (KERSTING 2018). Neben möglicher physischer Risiken sind im Besonderen die psychischen Belastungen durch erlebten Zwang zu beachten. Zwangsmaßnahmen gehen mit Emotionen wie Wut, Ärger, Verzweiflung und Hoffnungslosigkeit einher (ARMGARDT u. a. 2013). Sie werden als entmenschlichend, demütigend und unzumutbar empfunden (RAKHMATULLINA u. a. 2013). Darüber hinaus löst das Erleben einer Zwangsmaßnahme enormen Stress bei den Betroffenen aus und hat in vielen Fällen ein erhöhtes Risiko einer Posttraumatischen Belastungsstörung oder deren Symptome zur Folge (RAKHMATULLINA u. a. 2013, WULLSCHLEGER u. a. 2020).

Die Vermeidung von Zwangsmaßnahmen ist im Hinblick auf die hohen Prävalenzen von Gewalterfahrungen in Kindheit und Jugend bei Menschen mit psychischen Erkrankungen, hier vor allem Psychosen, besonders relevant (WULLSCHLEGER U. A. 2020, SCHÄFER & FISHER 2011). Zwangsmaßnahmen stellen immer einen wesentlichen Eingriff in die Freiheitsrechte einer Person

dar und ihre potenziell traumatisierende Wirkung ist vielfach belegt. Bei Personen mit bereits bestehender (traumatisierender) Gewalterfahrung bergen sie darüber hinaus ein enormes Retraumatisierungsrisiko. Umgekehrt werden Psychosen zunehmend als mögliche Reaktion auf traumatische Erfahrungen verstanden (Mahler u.a. 2021, Wullschleger u.a. 2020, Isvoranu u.a. 2017, McCarthy-Jones & Longden 2015).
Das Erleben von Zwang hat außerdem einen negativen Einfluss auf die Behandlungszufriedenheit sowie die therapeutische Beziehung und führt zu einer geringeren Zustimmung zu den Therapieangeboten (Rakhmatullina u.a. 2013, Theodoridou u.a. 2012, Mielau u.a. 2018). Auch hat sich gezeigt, dass sich bei Patientinnen und Patienten, die häufiger Zwang erleben und mit ihrer Behandlung unzufrieden sind, höhere Raten an unfreiwilligen Wiederaufnahmen zeigen (Montemagni u.a. 2011, Van der Post u.a. 2014).
Auch aufseiten der Mitarbeitenden hat die Durchführung von Zwangsmaßnahmen im Rahmen psychiatrischer Behandlungen zahlreiche und schwerwiegende Folgen. Zusammen mit Gewalt und Aggressionen gelten Zwangsmaßnahmen als stärkster Belastungsfaktor und bergen ein hohes Risiko für Folgeschäden (Leiter & Harvie 1996, Yarovitsky & Tabak 2009). Die Durchführung von Zwangsmaßnahmen wird von Mitarbeitenden überwiegend mit negativen Emotionen wie Schuld, Frustration und Hilflosigkeit assoziiert (Bonner u.a. 2002; Rakhmatullina u.a. 2013). Darüberhinausgehend können auch bei Fachkräften zum Teil schwerwiegende körperliche Verletzungen, wie beispielweise Frakturen und Schulterverletzungen, entstehen. Folglich tragen Zwangsmaßnahmen zu Fehlzeiten, Frühberentungen und frühem Berufsausstieg bei (Edlinger u.a. 2018, Rakhmatullina u.a. 2013). Über die möglichen schwerwiegenden Belastungen und Schäden hinaus laufen Zwangsmaßnahmen dem therapeutischen Selbstverständnis der psychiatrisch Tätigen zuwider (Emerson & Pollner 1976). Regelmäßig wird dabei die Intimsphäre der Patientinnen und Patienten ebenso wie die der Mitarbeitenden verletzt. Die häufig mit körperlichem Einsatz verbundenen Maßnahmen überschreiten die persönlichen Grenzen aller Beteiligten und widerstreben dem intuitiven Umgang miteinander. Das sensible Verhältnis von Nähe und Distanz in der Psychiatrie wird hier zwangsläufig außer Kraft gesetzt.

Das Weddinger Modell

Die Reduktion von Zwang ist aufgrund dessen Schädigungspotenzials sowie der Unvereinbarkeit mit der therapeutischen Haltung von großer Bedeutung. Aus der klinischen Praxis und aus wissenschaftlichen Evaluationen sind zahlreiche Aspekte bekannt, die eine Reduktion von Eskalationen und Zwangsmaßnahmen in der psychiatrischen Behandlung begünstigen (Heinz u. a. 2015b, Hirsch & Steinert 2019). Angelehnt an die personellen und strukturellen Ursachen für Zwangsmaßnahmen (siehe Abbildung 2, S. 21), können Strukturen geschaffen werden, die das Risiko von Eskalationen reduzieren. Da die Patientenvariablen als solche nicht veränderbar sind, bleibt hier im Wesentlichen nur die Möglichkeit einer strukturierten und differenzierten Risikoerfassung, um Personen mit hohem Risiko für aggressives oder gewalttätiges Verhalten frühzeitig zu identifizieren und individuelle, präventive Maßnahmen zu ergreifen. Vor allem die Aufnahmesituation und die ersten 24 Stunden der Behandlung bergen ein besonderes Risiko für Gewalt und Zwang (Cole u. a. 2020).

Strukturen und Ausrichtung der Behandlung hingegen bieten auf allen Ebenen Möglichkeiten zur gezielten Zwangsreduktion und -vermeidung. Eine auf Partizipation, Recovery und Transparenz ausgerichtete Psychiatrie bietet einen wirksamen strukturellen Rahmen, der sich sowohl positiv auf die therapeutische Beziehungsgestaltung, die Zufriedenheit sowie die Genesung der Patientinnen und Patienten als auch auf die Reduktion von Zwangsmaßnahmen auswirkt (Amering & Schmolke 2012, Heinz u. a. 2015a, Heinz u. a. 2015b, Ikehata u. a. 2015). Vor diesem Hintergrund und aus den praktischen Erfahrungen heraus, wurde 2010 in der Psychiatrischen Universitätsklinik der Charité im St. Hedwig-Krankenhaus (PUK-SHK) ein neues recoveryorientiertes Behandlungskonzept, das Weddinger Modell, entwickelt und implementiert.

Das Weddinger Modell zeigt, dass konsequente Anpassungen der Klinikstrukturen sowie der recoveryorientierten Haltung der Mitarbeitenden – auch in einer Versorgungsklinik eines urbanen Brennpunktbezirks – zu einer umfassenden Verbesserung der Behandlung (Mahler u. a. 2014, Mahler u. a. 2019a) und dadurch zu einer Reduktion der Zwangsmaßnahmen auf ein absolutes Minimum führen (Czernin u. a. 2020, Czernin u. a. eingereicht). Das Weddinger Modell wird deshalb ebenso wie die darin praktizierte Nachbesprechung von Zwangsmaßnahmen mit der Patientin oder dem Patienten in der deutschlandweiten PreVCo-Studie zur Implementierung der S3-Leitlinie zur Verhinderung von Zwang und Gewalt als eine der zwölf Interventionen empfohlen (Steinert u. a. 2020). Mit einer Veränderung der Strukturen nach dem Weddinger Modell kann Zwang minimiert werden, »ohne sich der Verantwortung für Menschen mit schweren psychischen Erkrankungen zu entziehen und ohne ihnen die Verantwortung für sich selbst abzusprechen« (Mahler u. a. 2014). Die Kernelemente des Weddinger Modells im Hinblick auf die Reduktion von Zwangsmaßnahmen werden im Folgenden dargestellt (Mahler u. a. 2021):

Veränderungen aller Klinikstrukturen hinsichtlich Partizipation und Transparenz Die Veränderung sämtlicher Strukturen im Hinblick auf Partizipation sowie die umfängliche Transparenz gegenüber den Patientinnen und Patienten sind grundlegend. Die Behandelten nehmen an allen Gesprächen teil, ohne dass diese im Team der Fachkräfte vor- oder nachbesprochen werden. Damit werden sie aktiv in den Entscheidungsfindungsprozess und die Behandlungsplanung mit einbezogen.

Individualisierte Therapieplanungen und Visiten Therapieziele werden im multiprofessionellen Team gemeinsam mit der Patientin oder dem Patienten erarbeitet und therapeutische Interventionen zielen spezifisch auf die Bedürfnisse der Betroffenen ab. Es entsteht Raum für individuelle Krankheits- und Genesungskonzepte.

Multiprofessionelle Bezugstherapeutenteams Die enge Zusammenarbeit multiprofessioneller Bezugstherapeutenteams ist eine grundlegende Basis des Weddinger Modells. Die spezifischen Kompetenzen der verschiedenen Berufsgruppen werden gestärkt und rücken je nach Relevanz für die jeweilige Behandlung in den Vordergrund.

Flexibilität des Behandlungssettings Ein möglicher Wechsel zwischen stationärem, teilstationärem und ambulantem Behandlungssetting kann jederzeit unter Beibehaltung der Behandlungskontinuität umgesetzt werden.

Offene Türen und Normalisierung der psychiatrischen Situation Die Stationstüren sind grundsätzlich offen, auch wenn es Patientinnen oder Patienten gibt, die die Station nicht allein verlassen können. Persönliche Absprachen und engmaschige Kontakte machen ein Verschließen der Stationstüren überflüssig. Durch Türchips an den Zimmern der Patientinnen und Patienten, Raum für Begegnungen und Rückzug, milieutherapeutische Einrichtung und individualisierte Absprachen und Regeln wird Normalität im Stationsalltag geschaffen.

Trialog Der Fokus der Behandlung liegt auf der individuellen Lebenswelt der Patienten und Patientinnen, die konsequent in die Behandlung einbezogen wird.

Genesungsbegleitende und Angehörigen-Peers Expertinnen und Experten aus Erfahrung werden in die Behandlungsteams integriert und sind oft ein besonders wertvoller Kontakt für Patientinnen und Patienten sowie deren Bezugspersonen. Sie stärken zudem die Mehrperspektivität in der psychiatrischen Begleitung.
Recovery statt Psychoedukation Individuelle Krankheits- und Genesungskonzepte der Betroffenen stehen im Fokus. Es geht um ein gegenseitiges Zuhören, Verstehen und Akzeptieren unterschiedlicher Perspektiven. Dabei sind die Expertise aus der eigenen Erfahrung der Betroffenen sowie die fachliche Expertise der Behandelnden gleichermaßen wertvoll.
Vermeidung und Nachbesprechung von Zwangsmaßnahmen Durch die partizipativen Strukturen des Weddinger Modells, die Förderung der therapeutischen Beziehung und die Sensibilisierung von Mitarbeitenden für (strukturelle) Eskalationsrisiken wird eine deutliche Reduktion von Zwangsmaßnahmen erreicht. Zudem werden im Weddinger Modell ein qualifizierter Umgang mit Zwangsmaßnahmen sowie ein gemeinsames Reflektieren der stattgefundenen Zwangsmaßnahmen mit den betroffenen Patientinnen und Patienten anhand eines etablierten Leitfadens praktiziert.
Transparente Entscheidungsfindungsprozesse, trialogische Kommunikation und individualisierte Therapiepläne sind Grundbausteine des Weddinger Modells und dienen insbesondere der Beziehungsförderung. Starre Vorgaben werden durch individuelle und situationsadäquate Regeln ersetzt, sodass vor allem die Aufnahmesituation weniger die Anpassungsleistung von Patientinnen und Patienten, sondern stattdessen mehr die des multiprofessionellen Teams fordert. So wird der Stress für die Betroffenen und ihre Angehörigen reduziert und es entsteht weniger Konfliktpotenzial. Regeln, die zum Beispiel das Ausschenken von Kaffee in der Nacht verbieten, können im Einzelfall ungeeignet sein, wenn die Patientin oder der Patient durch das Verbot unruhiger wird als durch den »regelwidrigen« Konsum von Koffein.
In einem anderen Fall kann es beispielsweise sinnvoll sein, eine wichtige Bezugsperson zum Rooming-In aufzunehmen, wenn es die Patientin oder den Patienten entlastet. Die Behandelten können durch die Orientierung des Teams an ihren Bedürfnissen in Ruhe auf der Station ankommen und Vertrauen in das multiprofessionelle Team entwickeln (Mahler u. a. 2021). Entscheidungen werden gemeinsam getroffen, sodass die Risiko- und Verantwortungsübernahme sinnvoll auf alle Beteiligten verteilt wird. Auch die Behandelten tragen so von Anfang an Verantwortung und erleben, dass ihnen das Team als Grundlage einer tragfähigen therapeutischen Beziehung Vertrauen entgegenbringt. Die

Verbesserung der therapeutischen Beziehung sowie die Behandlungszufriedenheit der Patientinnen und Patienten durch die Einführung des Weddinger Modells konnte wissenschaftlich belegt werden (Mahler u. a. 2014, Mahler u. a. 2021, Oster u. a. 2021).

Die Unterstützung der Partizipation und die transparenten Entscheidungsfindungsprozesse, fördern die Resilienz und vor allem die Selbstachtung der Behandelten. Durch die Ausrichtung der Behandlung an den individuellen Krankheits-, Genesungskonzepten sowie den Zielen der Patientin oder des Patienten, gelingt es fast allen, eigene Therapieziele zu definieren (Mahler u. a. 2014, Mahler u. a. 2021, Oster u. a. 2021).

Der Fokus auf Beziehungsförderung, der im Weddinger Modell gelegt wird, ist der wesentliche Grundstein zur Reduktion und Verhinderung von Zwangsmaßnahmen. Die kontinuierliche Stärkung der therapeutischen Beziehung ermöglicht es insbesondere in schweren Krisen, mit der Patientin oder dem Patienten in Kontakt zu treten und gemeinsam nach Lösungen zu suchen (Mahler u. a. 2021).

So zeigt sich, dass durch die Einführung des Weddinger Modells Anzahl und Dauer freiheitsentziehender Maßnahmen wie auch Zwangsmedikation signifikant reduziert werden konnten (Czernin u. a. 2020, Czernin u. a. eingereicht). Darüber hinaus führt die Gestaltung der psychiatrischen Behandlung nach dem Weddinger Modell dazu, dass über 80 Prozent der dennoch durchgeführten Zwangsmaßnahmen innerhalb der ersten 24 Stunden nach der Aufnahme stattfinden. Mit dem Fokus auf Beziehungsförderung und Zwangsvermeidung im Weddinger Modell können also innerhalb der Behandlung auf Station nahezu alle Zwangsmaßnahmen vermieden werden. Häufig kommt es aber bereits vor Aufnahme zu Aggressionen und Eskalationen, z. B. im Kontakt mit der Polizei. Hier kann das Weddinger Modell zunächst nicht wirksam werden, sodass die meisten Zwangsmaßnahmen direkt vor oder bei der Aufnahme stattfinden. Der Aufnahmesituation als besonderer Herausforderung im Hinblick auf mögliche Eskalationen, muss demzufolge gezielt begegnet werden (Cole u. a. 2020).

Insgesamt zeigt sich aus den praktischen Erfahrungen der letzten 10 Jahre wie auch anhand der zahlreichen wissenschaftlichen Evaluationen, dass durch die strukturellen Veränderungen im Weddinger Modell die therapeutische Beziehung deutlich gestärkt und infolgedessen die Zwangsmaßnahmen auf ein absolutes Minimum reduziert werden können (Mahler u. a. 2021).

ABBILDUNG 3 Voraussetzungen zur Durchführung von Zwangsmaßnahmen

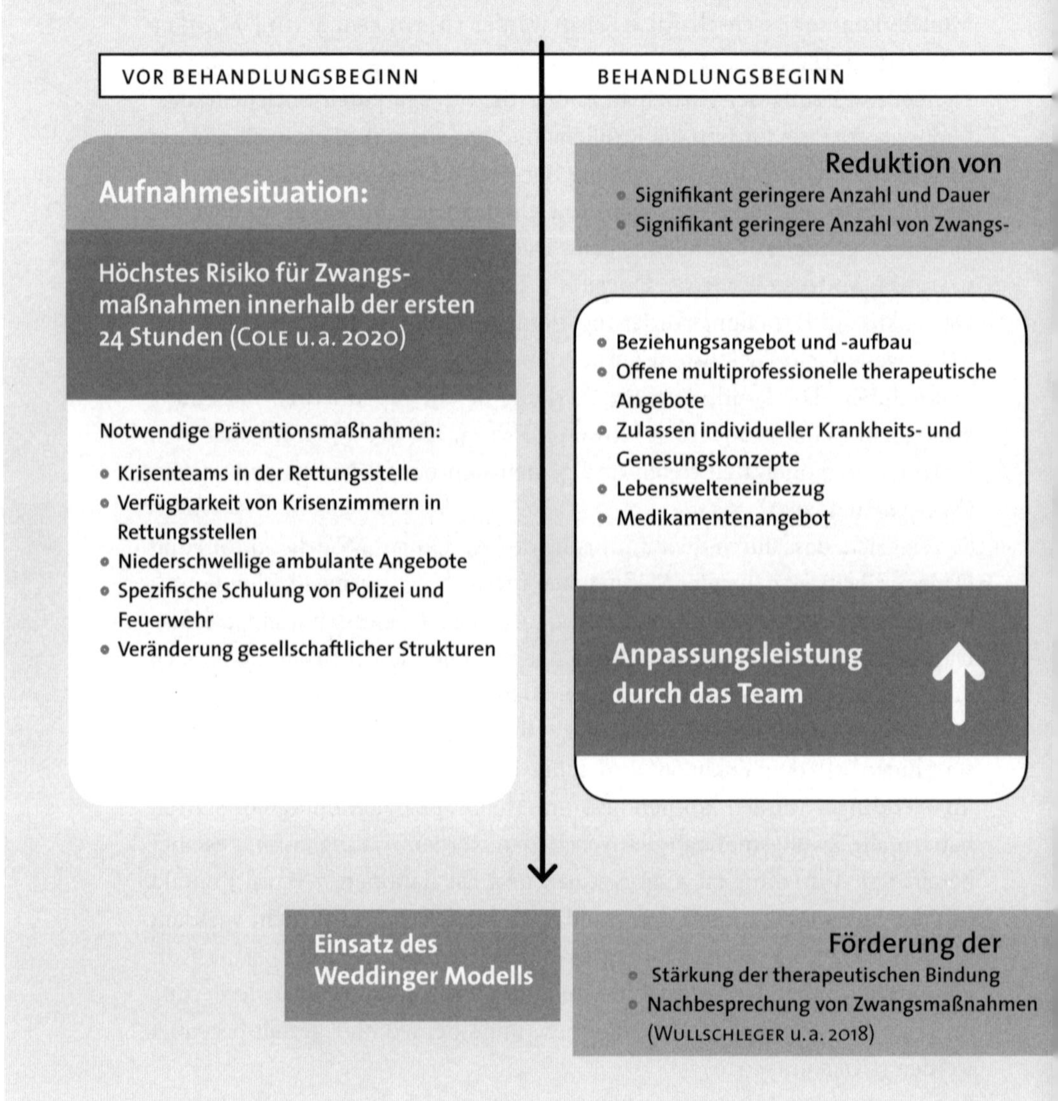

BEHANDLUNGSVERLAUF ENTLASSUNG

Zwangsmaßnahmen

mechanischer Zwangsmaßnahmen (Czernin u.a. 2020)
medikationen sowie geringere Dosis täglicher Medikation (Czernin u.a. eingereicht)

- Beziehungskontinuität
- Stärkung multiprofessioneller Therapieangebote
- Austausch über Krankheits- und Genesungskonzepte
- Lebenskontext im Vordergrund
- Stetige Evaluation und Anpassung des Therapieplans
- Mögliche Anpassung des therapeutischen Settings

- Höhere Resilienz (Mahler u.a. 2014)
- Höhere Zufriedenheit der Behandelten, Angehörigen und Mitarbeitenden (Mahler u.a. 2014)
- Tragfähige therapeutische Beziehung (Mahler u.a. 2014)
- Angebot der Beziehungs- und Therapiekontinuität
- Gemeinsames Reflektieren der Behandlung
- Nachbesprechung von Zwangsmaßnahmen (Wullschleger u.a. 2018)
- Erstellen von Krisen- und Behandlungsplänen

therapeutischen Beziehung

(Mahler u.a. 2014)
wird als hilfreich eingeschätzt, Möglichkeit der gegenseitigen Perspektivübernahme

Warum Zwangsmaßnahmen nachbesprechen?

Es gibt verschiedene gängige Varianten der Nachbesprechung von Zwangsmaßnahmen sowohl innerhalb des Teams als auch gemeinsam mit den Behandelten. Im Folgenden umfasst der Begriff Nachbesprechung immer die gemeinsame Nachbesprechung mit der Patientin oder dem Patienten. Unter leitfadengestützter bzw. standardisierter Nachbesprechung verstehen die Autorinnen und der Autor die hier vorgestellte Methode nach dem Weddinger Modell.

TABELLE 1 Abgrenzung verschiedener Formen der Nachbesprechung

Form der Nachbesprechung	Zeitpunkt	Beteiligte
Nachbesprechungen unter den Mitarbeitenden; ohne Patientin und Patienten		
Sofortige Nachbesprechung	Direkt nach Ende der eskalierten Situation bzw. Durchführung der Zwangsmaßnahme	Alle an der Krisensituation bzw. Zwangsmaßnahme beteiligten Mitarbeitenden
Nachbesprechung im Rahmen von Inter- oder Supervision	Nach Bedarf	Team
Nachbesprechung nach einem Übergriff auf Mitarbeitende	Nach Bedarf	Betroffene mitarbeitende Person und supervidierende Person
Gemeinsame Nachbesprechung mit Mitarbeitenden, Patientin und Patienten		
Sofortige Nachbesprechung	Direkt nach Durchführung der Zwangsmaßnahme; i.d.R. also innerhalb der Isolierung oder Fixierung	Patientin oder Patient und (einer oder mehrere) an der Maßnahme beteiligte Mitarbeitende
Unstandardisierte Nachbesprechung	Nach Bedarf; meist auf Initiative der betroffenen Patientin oder des Patienten	Betroffener Patient oder Patientin von ihm/ihr gewählte Fachkraft (z. B. Psychotherapeutisch oder ergotherapeutisch arbeitende Person)

Es ist naheliegend, dass Maßnahmen zur Reduktion und Vermeidung von Zwang hochrelevant sind. Dazu gibt es, wie bereits dargestellt (siehe »Das Weddinger Modell«, S. 24), vielfältige Möglichkeiten. Letztlich ist der seltene Einsatz von Zwangsmaßnahmen bei akuter Selbst- oder Fremdgefährdung allerdings notwendig und nicht zu vermeiden. Es ist deshalb unabdingbar, sich nicht nur mit der Reduktion von Zwangsmaßnahmen in der psychiatrischen Behandlung, sondern auch mit dem professionellen Umgang und den Rahmenbedingungen, unter denen Zwangsmaßnahmen mit möglichst geringen negativen Folgen für alle Beteiligten umgesetzt werden können, auseinanderzusetzen. Um diese nachhaltig verantworten zu können, kommt einer multiprofessionellen Reflexion der Entscheidungsfindungsprozesse, die zu Zwangsmaßnahmen führen, besondere Bedeutung zu (Mahler u. a. 2014).

Wesentliches Ziel	**Mögliche Inhalte**
Verbesserung der Abläufe	◉ Klärung, ob jemand verletzt wurde oder belastet ist ◉ Kurze Reflexion des Ablaufs ◉ Verbesserungsmöglichkeiten für zukünftige Akutsituationen
Tiefergehendes Verständnis der Situation bzw. der Patientin oder des Patienten	Reflexion ◉ des Behandlungsverlaufs der betroffenen Person ◉ der Ursachen und Auslöser der Krisensituation ◉ der Folgen der Zwangsmaßnahme für die weitere Behandlung (v.a. im Hinblick auf die therapeutische Beziehung) ◉ der Auswirkungen auf das Team und einer möglichen Belastung einzelner Mitarbeitender
Entlastung der Mitarbeitenden, Prävention psychischer Belastungsreaktionen oder -erkrankungen	◉ Folgen des Übergriffs, aktuelle Belastung ◉ Aufarbeitung des Erlebten ◉ Perspektiven erarbeiten, um weiter auf der Station oder mit der übergriffig gewordenen Person arbeiten zu können ◉ Individuellen Bedarf an weiterer Unterstützung, Supervision, etc. abklären
Erklärung des Geschehens und des weiteren Vorgehens	◉ Bedürfnisse der betroffenen Person erfragen ◉ Betroffene Person über ihre Rechte aufklären ◉ Grund, voraussichtliche Dauer und Voraussetzung für Beendigung der Zwangsmaßnahme mitteilen
Entlastung der Patientin, Nachvollziehbarmachen der Zwangsmaßnahme	◉ Folgen und Belastung durch erfolgte Zwangsmaßnahme ◉ Erklären der Entscheidung für eine Zwangsmaßnahme ◉ Möglichkeit der betroffenen Person, ihre Sicht auf die Situation zu erklären

Nachbesprechungen in der Praxis

Aus dieser Überlegung heraus ist der Nachbesprechung von Zwangsmaßnahmen in den vergangenen Jahren besondere Beachtung geschenkt worden. Studien zeigen, dass die Nachbesprechung erfolgter Zwangsmaßnahmen von Patientinnen und Patienten gewünscht ist und positiv bewertet wird (Bonner 2010, Krieger u. a. 2020, Mielau u. a. 2018, Wullschleger u. a. 2019). Obwohl die Nachbesprechung erfolgter Zwangsmaßnahmen von verschiedenen Fachverbänden empfohlen wird (DGPPN 2018 SAMW 2018) und in vielen Bundesländern bereits rechtlich in den Gesetzen zu Hilfen und Schutzmaßnahmen bei psychischen Krankheiten vorgeschrieben ist (z. B. im Berliner PsychKG), wird sie dennoch in der Praxis nicht regelhaft durchgeführt (Needham 2008). Einzelne, unstrukturierte Nachbesprechungen mit Patientinnen und Patienten, die bei individuellem Bedarf durchgeführt werden, sind bereits gängige Praxis in der psychiatrischen Behandlung. Es existieren bisher aber keine Standards bezüglich ihrer regelhaften Implementierung und Durchführung (Krieger u. a. 2020). Es besteht kein Konsens über Rahmen und Inhalt der Nachbesprechung. Nur vereinzelt gab es Projekte, in denen die Nachbesprechung von Zwangsmaßnahmen systematisierter eingeführt wurde, u. a. als Teil komplexerer Interventionen wie z. B. im Rahmen des Weddinger Modells (Mahler u. a. 2014) oder der Six Core Strategies (National Association of State Mental Health Program Directors 2008).

Weitere Aspekte gehen aus der gängigen Praxis zur Nachbesprechung von Zwangsmaßnahmen hervor. So sind Inhalte und Setting der Nachbesprechung in den meisten Fällen von den individuellen Strukturen der jeweiligen Station sowie von einzelnen Mitarbeitenden geprägt, die die Nachbesprechung mit dem Patienten oder der Patientin durchführen. Auch ist nicht gesichert, dass die betroffene Person nach erfolgter Zwangsmaßnahme ein Angebot zur Nachbesprechung erhält. Meist erfolgt eine Nachbesprechung auf Nachfrage des Patienten oder der Patientin, die sich in der Regel eine Person des Vertrauens für dieses Gespräch sucht. Das hat zur Folge, dass die Nachbesprechung häufig mit Mitarbeitenden durchgeführt wird, die an der Zwangsmaßnahme nicht beteiligt waren (z. B. Mitarbeitende der Psychologie oder des therapeutischen Dienstes). Letztlich ist auch das Setting von der jeweiligen Situation abhängig. Mal findet die Nachbesprechung im Rahmen einer Therapiesitzung, also in einem geschützten Raum statt. Mal findet sie mitten im Stationsalltag, gegebenenfalls im Beisein anderer Patientinnen, Patienten oder Mitarbeitenden statt.

Im Ergebnis entscheidet sich also im Einzelfall jedes Mal neu, welche Themen, wie ausführlich, unter welchen Bedingungen und mit welchen Personen besprochen werden. Das bedeutet nicht, dass in solchen unstandardisierten Settings keine relevanten und hilfreichen Nachbesprechungen erfolgen oder diese nach Bedarf gestalteten Gespräche in Zukunft nicht mehr stattfinden sollten. Damit Nachbesprechungen allerdings ihre umfangreiche Wirkung entfalten können, gibt es bei ihrer Umsetzung sehr viele unterschiedliche Aspekte zu beachten. Es ist daher kaum möglich, immer alle Aspekte im Blick zu haben und mit einzubeziehen. Zudem zeigt sich, dass trotz der anerkannten Notwendigkeit von Nachbesprechungen mit Patientinnen und Patienten, durch die fehlende Systematisierung keine regelhafte Umsetzung im klinischen Alltag gewährleistet wird. Die Strukturierung und Vereinheitlichung der Intervention soll dazu dienen, einen geeigneten Rahmen vorzugeben und Nachbesprechungen fest in den Stationsalltag zu integrieren.

Leitfadengestützte Nachbesprechung im Weddinger Modell

Um dieser fehlenden Systematisierung zu begegnen und ein leicht anwendbares und praxisorientiertes Werkzeug zur Verfügung zu stellen, wurde im Rahmen des Weddinger Modells in einer multiprofessionellen Arbeitsgruppe in der Psychiatrischen Universitätsklinik der Charité im St. Hedwig Krankenhaus (PUK SHK) ein Leitfaden zur standardisierten Nachbesprechung erfolgter Zwangsmaßnahmen entwickelt und evaluiert (Mahler u. a. 2017). Dieser stützt sich auf bisherige Erfahrungen in der klinischen Alltagspraxis mit der Nachbesprechung von Zwangsmaßnahmen. An der Arbeitsgruppe waren eine Ärztin, ein Arzt, zwei Pflegekräfte und eine Peer-Mitarbeiterin beteiligt (Mahler u. a. 2017). Die Teilnehmenden und das Setting der Nachbesprechung sind klar definiert und begünstigen einen gleichberechtigten und reflektierenden Austausch des individuell Erlebten. Die leitfadengestützte Nachbesprechung nach dem Weddinger Modell ermöglicht eine Systematisierung der aus der psychiatrischen Praxis heraus entwickelten Intervention, sodass deren Qualität und Umsetzbarkeit innerhalb der klinischen Strukturen gesichert sind.

Nachfolgend werden die der leitfadengestützten Nachbesprechung zugrunde liegende Philosophie sowie zentrale Aspekte des Weddinger Modells im Umgang mit Zwangsmaßnahmen geschildert (vgl. Mahler u. a. 2014).

Die therapeutische Beziehung ist eine authentische und unterstützende Beziehung und zugleich Grundlage und Ziel der Behandlung. Die Begegnung in der therapeutischen Beziehung ist eine Begegnung zwischen Menschen. Die Erfahrungen und Expertisen aller Personen, die an dieser Begegnung teilhaben, werden gleichermaßen wertgeschätzt und finden Beachtung in allen Entscheidungsfindungsprozessen. Die Expertise der Fachpersonen sollte als Angebot an den behandelten Menschen verstanden werden, dessen individuelle Krankheits- und Genesungskonzepte sowie dessen Ziele stehen im Mittelpunkt der gemeinsamen Behandlungsplanung.

Ultima Ratio Zwangsmaßnahmen werden ausschließlich als äußerstes Mittel zum Schutz der Patientinnen und Patienten oder anderer eingesetzt.

Professionalität Die Behandelnden zeigen Professionalität und (authentische) Betroffenheit.

Verbindlichkeit Die Behandelnden geben keine Versprechen, die nicht gehalten werden können, und streben konsequentes Handeln an.

Keine Bagatellisierung Die Tatsache, dass eine Maßnahme gegen den Willen der behandelten Person oder unter Druck stattfindet, wird nicht verharmlost, sondern klar wahrgenommen und dargestellt.

Verhältnismäßigkeit Der behandelten Person wird transparent verdeutlicht, dass die Maßnahme nur wegen eines akut gefährdenden Aspekts ihres momentanen Handelns durchgeführt wird und nicht einer globalen Absprache ihrer Rechte, Bedürfnisse, Mitsprache, Selbstbestimmung, Kontrolle, Verantwortung und Teilhabe gleichkommt, sondern im Gegenteil diese weiterhin geachtet und gefördert werden.

Achtung Der behandelten Person wird durch absolute Transparenz vermittelt, dass ihre persönliche Wahrnehmung der Welt und der Situation selbst im Rahmen einer Zwangssituation nicht infrage gestellt wird.

Die Notwendigkeit transparenter Entscheidungsfindungsprozesse

In jeder psychiatrisch-psychotherapeutischen Behandlung wird auf ein möglichst großes Maß an Selbstbestimmung hingewirkt. Auch wenn die Durchführung einer Zwangsmaßnahme durch das Vorliegen aller Voraussetzungen gerechtfertigt und notwendig ist, gilt es, die Selbstbestimmung der behandelten Person in größtmöglichem Maß zu gewährleisten und ihre

Persönlichkeitsrechte zu wahren. Dabei sind »die Behandelnden [...] in ihren Abwägungen und Entscheidungsfindungsprozessen gefordert, sich dem betreffenden Menschen gegenüber immer aus professioneller, ethischer wie rechtlicher Perspektive heraus verantworten zu können und sich den möglichen negativen Folgen ihres Handelns bewusst zu sein.« (MAHLER u. a. 2014, S. 134).

Das bedeutet zunächst, den Entscheidungsfindungsprozess zur Durchführung der Zwangsmaßnahme, für den Patienten oder die Patientin transparent zu machen, sowie die voraussichtliche Dauer bzw. die notwendigen Voraussetzungen zur Beendigung der Maßnahme darzulegen.

Im Idealfall gelingt es, die Entscheidungsfindung trotz der eskalierenden Situation gemeinsam im multiprofessionellen Team abzuwägen und diesen Abwägungsprozess klar mit der Patientin oder dem Patienten zu kommunizieren, um das Angebot des Vertrauens- und Beziehungsaufbaus trotz der unfreiwilligen Behandlung zu eröffnen (MAHLER u. a. 2019a). Entscheidungsfindungsprozesse sollten daher wie folgt aussehen (vgl. MAHLER u. a. 2014, S. 134):

- Konsequent transparente und partizipative Gestaltung
- Multiprofessionelle und hierarchieübergreifende Arbeitsweise
- Umsichtige Risikoabwägung unter Einbezug aller Perspektiven und Teilhabenden (wenn keine Akutsituation: ethische Fallkonferenzen anberaumen)
- Alle Optionen der Vermeidung von Zwang nutzen (Eröffnung wirklicher Alternativen und Entscheidungsmöglichkeiten)
- Nachhaltig zu verantwortende und für den Patienten oder die Patientin nachvollziehbare Entscheidungen
- Vertrauensvorschuss und Zutrauen gegenüber den Patienten und Patientinnen und ihren Bezugspersonen (Teilhabe und Verantwortungsübernahme statt Zweifel und Absprache des Rechts auf Mitsprache)
- Sinnvolles Risiko eingehen (statt Leichtfertigkeit oder irreale hundertprozentige Sicherheit anzustreben)
- Raum geben für Unsicherheit und Ungewisses mit einer verantwortungsvollen, positiven, zuwartenden Haltung (Vermeiden von überschnellen Reaktionen aufgrund von negativen Vorwegannahmen)
- Wirkliche Entscheidungsmöglichkeiten aufzeigen und ernst gemeinte Angebote machen, statt Anweisungen und Reglementierung auszusprechen
- Klare und nachhaltige Verantwortungsübernahme und konsequentes Handeln nach der Entscheidungsfindung

Häufig ist die Zeitspanne für solche Entscheidungen in Akutsituationen sehr kurz. Es ist meist nicht möglich, dass sich das Team in Ruhe bespricht, gegebenenfalls auch gemeinsam mit der betreffenden Person Alternativen abwägt, und anschließend eine von allen Beteiligten getragene Entscheidung trifft. Dass die Entscheidung unter hohem Zeitdruck getroffen werden muss, um (weitere) Schädigungen zu verhindern, bedeutet dennoch nicht das Ausbleiben eines umsichtigen Abwägungsprozesses. Es bedeutet lediglich, dass die Abwägung im Rahmen der gegebenen zeitlichen, situativen und personellen Voraussetzungen in größtmöglichem Maß unter Einbezug aller Aspekte, Optionen und Teilhabenden stattfindet. Dabei kann im Einzelfall in einer akuten und massiven Gefährdung der Patientin, des Patienten oder anderer letztlich die Begründung liegen, alternative Maßnahmen auszuschließen und unmittelbar Zwang anzuwenden.

Die Nachvollziehbarkeit dieser Entscheidungs- und Abwägungsprozesse ist für den Erhalt und / oder Aufbau der therapeutischen Beziehung ausschlaggebend. Auch wenn die behandelte Person nicht in den Abwägungsprozess mit einbezogen werden kann, ist eine transparente Kommunikation dessen, was geschieht, ihr gegenüber unerlässlich. Hierzu gehören auch die Aufklärung über Patientenrechte sowie gegebenenfalls die Unterstützung bei deren Wahrung. Sind die Gründe der Zwangsmaßnahme für die behandelte Person nicht nachvollziehbar, wird diese häufig als reine Willkür erlebt und kann dadurch anhaltend traumatisierend wirken. Insbesondere wenn in einer Situation akuter Gefährdung nicht die Möglichkeit bestand, die Entscheidungsprozesse für die Patientin oder den Patienten transparent und verständlich zu machen, kommt der Nachbesprechung durchgeführter Zwangsmaßnahmen besondere Bedeutung zu (Mahler u. a. 2014). Umso wichtiger ist es, diese Aspekte im Nachhinein mit den behandelten Menschen zu besprechen, um dadurch einen (erneuten) Vertrauensaufbau in das multiprofessionelle Team und die therapeutische Beziehung zu ermöglichen.

In dem entwickelten Leitfaden wird der Fokus daher auf den Austausch der unterschiedlichen Perspektiven, die Erklärung und das Nachvollziehbarmachen des eigenen Verhaltens und die Offenlegung der Entscheidungsfindungsprozesse, vor allem aufseiten der Mitarbeitenden, gelegt.

ABBILDUNG 4 Transparenz von Entscheidungsfindungsprozessen

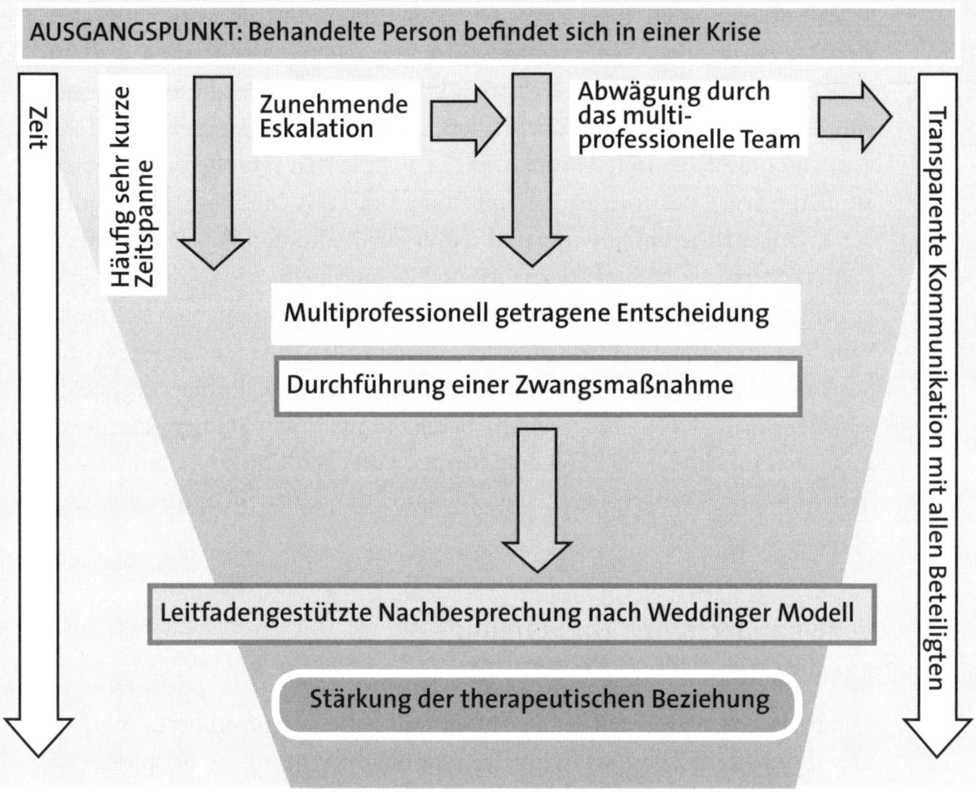

Ziele der leitfadengestützten Nachbesprechung

Die Begegnung von Mensch zu Mensch in der Nachbesprechung und das gegenseitige Verständnis der anderen Perspektive sind ein Weg, die Symmetrie in der therapeutischen Beziehung wiederherzustellen. Eine konstruktive Nachbesprechung eröffnet die Möglichkeit eines gegenseitigen Lernens und Verstehens. Durch diesen Perspektivwechsel und die Anerkennung und Berücksichtigung von Gefühlen, die im Rahmen der Akutsituation erlebt werden, können negative Folgen des Geschehens minimiert werden. Die Nachvollziehbarkeit der Entscheidung des behandelnden Teams kann das Gefühl der betroffenen Person, einer willkürlichen Anwendung von Zwang ausgesetzt gewesen zu sein, aufheben. Dies ermöglicht die Reduktion von Traumafolgesymptomen, die durch das Erleben von Zwangsmaßnahmen ausgelöst werden können. Sie hat zudem einen »psychohygienischen« Effekt für die Mitarbeitenden (Mahler u. a. 2014, Wullschleger u. a. 2020, Wullschleger u. a. im Druck). Durch den offenen Austausch über die Umstände, die zum Einsatz von Zwangsmaßnahmen geführt haben, das gegenseitige Verstehen und die gemeinsame Suche nach Alternativen, ist zu erwarten (und bereits in ersten Studien belegt), dass die Nachbesprechung präventiv hinsichtlich zukünftiger Zwangsmaßnahmen wirkt und damit zur Reduktion von Isolierungen (Whitecross u. a. 2013), Fixierungen und Zwangsmedikation sowie von Unterbringungen gegen den Willen der Patientin oder des Patienten beitragen kann. Diese erwarteten Effekte werden im Folgenden genauer dargestellt und begründet. Hinsichtlich einiger dieser Wirkfaktoren wurde die hier vorgestellte leitfadengestützte Nachbesprechung bereits in mehreren Studien überprüft. Eine ausführliche Darstellung der wissenschaftlichen Ergebnisse findet sich in dem Kapitel »Wissenschaftliche Evaluation der leitfadengestützten Nachbesprechung«, S. 86.

Voneinander lernen zur Stärkung der therapeutischen Beziehung

Mitarbeitende wirken auf Patientinnen und Patienten oft unberührbar, als unverletzlicher Teil der Institution. Ihr routinierter Umgang mit beispielsweise einer Fixierung kann schnell den Eindruck erwecken, die hochemotionale und traumatisierende Krise der Patientinnen und Patienten sei ein alltägliches Geschehen für das Personal. Zunächst mag es für Mitarbeitende ungewohnt sein, letztlich aber äußerst bereichernd und kompetenzerweiternd, von den betroffenen Menschen eine Rückmeldung über die eigene Wirkung im Rahmen einer Akutsituation zu bekommen. Diese können beispielsweise formulieren, dass Mitarbeitende kompromisslos, aggressiv und bedrohlich auf sie gewirkt haben oder aber empathisch auf ihre Bedürfnisse eingegangen sind, authentisch und kompetent wirkten. Mitarbeitende haben die Gelegenheit zu erfahren, ob die getroffenen Entscheidungen für die Patientinnen oder Patienten nachvollziehbar waren, ob die angebotenen Alternativen hilfreich waren und ob ihre Rechte und Bedürfnisse genügend geachtet wurden u. a. (vgl. Mahler u. a. 2014). Mitunter können die verschiedenen Perspektiven zu gänzlich unterschiedlichen Wahrnehmungen der Situation führen. Nur über den offenen Austausch entsteht die Möglichkeit, die andere Perspektive zu verstehen und aus ihr zu lernen.

» Es waren sehr viele Mitarbeiter da, als ich fixiert wurde. Manche standen einfach nur dabei oder haben sogar fröhlich miteinander geredet und irgendjemand hat gelacht. Das hat sich schlimm angefühlt, als wäre das ganz normal, dass ich an ein Bett gebunden bin. Aber das ist nicht normal. «

Oft haben auch im Hintergrund ablaufende Geschehnisse eine prägende Wirkung auf die von den Patientinnen und Patienten erlebte Gesamtatmosphäre. Ohne es zu wollen, kann ein kurzes Gespräch zwischen Mitarbeitenden, das als unerheblich für die Akutsituation empfunden wurde, auf die betroffenen Menschen respektlos wirken. Mehr noch können sogar gut gemeinte, vermeintlich beruhigende Aussagen von Mitarbeitenden eine völlig andere Wirkung entfalten, wenn sie aus der Perspektive der Patienten und Patientinnen betrachtet werden:

» Ich war mir absolut sicher, dass die mir schaden wollen. Dass die mich umbringen. Ich habe mich gewehrt, aber ich war schon am Bett fixiert und konnte mich kaum bewegen. Und dann kamen Sie mit einer Spritze an, haben mir was in den Arm gespritzt und gesagt ›Keine Sorge, es ist gleich vorbei.‹ Das war die Todesspritze für mich, ich war mir sicher, jetzt würde ich sterben. «

Solche Rückmeldungen sollen die Mitarbeitenden keinesfalls für ihr vergangenes Verhalten verurteilen, vielmehr geht es darum, für zukünftige Situationen zu sensibilisieren, sich in die Perspektive der betroffenen Person hineinzuversetzen und bessere Wege zur Kommunikation zu finden.
Umgekehrt ist es auch für Patienten und Patientinnen eine wichtige Erfahrung, ihre Wirkung während der Krisensituation gespiegelt zu bekommen. Häufig erleben sie Zwang als willkürlich, insbesondere wenn sie sich selbst nicht als aggressiv oder bedrohlich wahrgenommen haben. Das Verstehen der bedrohlichen Wirkung ihres Verhaltens kann die Entscheidung des Teams zur Zwangsmaßnahme nachvollziehbarer machen.

» Sie haben uns wirklich massiv verängstigt. Es kann sein, dass Sie das in dem Ausmaß gar nicht wahrnehmen konnten. «

Da Eigen- oder Fremdgefährdung zu den Voraussetzungen für die Durchführung einer Zwangsmaßnahme gehören, impliziert eine stattgefundene Zwangsmaßnahme bereits eine gegen sich oder andere gerichtete Aggression. Dem aggressiven Verhalten liegen allerdings in den meisten Fällen mehrere, komplexe emotionale Zustände zugrunde. Häufig ist die Aggression nur die Reaktion auf eine erlebte Bedrohung und die zugrunde liegende Emotion ist Angst. Es kann deshalb bereits in der Krisensituation sehr hilfreich sein, dem

Patienten oder der Patientin empathisch zu begegnen und wahrgenommene oder vermutete Gefühle wie Angst oder Verzweiflung zu verbalisieren.

» Ich merke, dass Sie gerade sehr verzweifelt sind. «

Zudem ist es wichtig, sich bewusst zu machen, dass die Krisenintervention des Personals mitunter das Gefühl der Bedrohung bei dem Patienten oder der Patientin noch verstärken kann.

» Als Sie mit mir gesprochen haben, dachte ich eigentlich, Sie versuchen wirklich, die Situation mit mir in Ruhe zu klären. Aber dann habe ich gesehen, wie im Hintergrund das Personal von allen Stationen angerückt ist und sich zum Eingreifen bereit gemacht hat. Das war, als würden Sie atomar aufrüsten. «

Krisensituationen sind für alle Beteiligten mit enormem Stress verbunden. Dass die Professionalität des Personals eine emotionale Reaktion auf das Verhalten der Patientinnen und Patienten nicht ausschließt, ist ihnen oft gar nicht bewusst. Es kann deshalb in der Akutsituation selbst wie auch in der Nachbesprechung sehr bereichernd und mitunter überraschend sein, wenn Mitarbeitende Gefühle wie Angst und Unsicherheit konkret benennen. Diese Emotionalität ermöglicht letztlich, eine Beziehung herzustellen, sich verletzlich zu zeigen und damit nahbar zu machen. Wird die Emotionalität benannt, entweder bereits in der Krisensituation, oder spätestens in der Nachbesprechung, führt das auf beiden Seiten zu mehr Verständnis.

» Sie machen mir Angst, wenn Sie mich so anschreien. So fühle ich mich gerade von Ihnen bedroht und es fällt mir schwer, mit Ihnen die Dinge zu besprechen, wenn ich Angst vor Ihnen habe. Daher setzen Sie sich bitte und hören Sie auf mich anzuschreien. «

Mitarbeitende sind oft besorgt, dass der Ausdruck von Emotionen als fehlende Professionalität verstanden wird. Dabei kann gerade Emotionalität und Verletzlichkeit eine enorme Kompetenz sein, die letztlich auch die Grundlage eines empathischen Umgangs miteinander ist. Entscheidend ist, dass Mitarbeitende einerseits ihre Gefühle wahrnehmen und verbalisieren, andererseits aber die Emotionalität regulieren, sodass ihre Entscheidungen und Handlungen nicht emotional, sondern fachlich begründet sind. Das bedeutet: Gefühle aufseiten der Mitarbeitenden dürfen und sollen erlebt und verbalisiert, aber nicht ausagiert werden. Während die Fachkraft also äußert, dass die Patientin oder der Patient ihr gerade Angst macht, bleibt sie in ihrem Handeln ruhig und umsichtig.

Letztlich zeigt sich im authentischen Gespräch und dem Verstehen der anderen Perspektive oft, dass die wahrgenommenen Gefühle wie Schuld, Scham, Wut und Hilflosigkeit hinsichtlich der eskalierten Situation bei den Patientinnen und Patienten wie auch den Mitarbeitenden auftreten. So liegt im gegenseitigen Lernen vor allem auch die persönliche Begegnung, die die Symmetrie der therapeutischen Beziehung wiederherstellen und einen weiteren gemeinsamen Behandlungsweg möglich machen kann (Mahler u. a. 2014).

Psychohygiene zur Prävention von Belastungsreaktionen

Aus gegenseitigem Verstehen und empathischem Nachvollziehen der Reaktionen und Entscheidungen des Gegenübers kann ein »psychohygienischer« Effekt entstehen. Psychohygiene meint, sich zwar mit belastenden Emotionen und Gedanken auseinanderzusetzen, sich aber davon auch lösen zu können, um entweder präventiv die eigene Resilienz zu stärken oder eine bestehende Belastung oder Krankheit zu heilen. Psychohygiene ist damit ein weit gefasster Begriff, der u. a. Entspannungsverfahren, kreative Aktivitäten und Sport beinhaltet. Bei Professionellen im Gesundheitssystem wird unter Psychohygiene oft vor allem der Austausch mit Kolleginnen und Kollegen oder anderen Kontaktpersonen über (belastende) Erlebnisse verstanden. Die leitfadengestützte Nachbesprechung von Zwangsmaßnahmen bietet einen gemeinsamen Gesprächsraum für die Beteiligten beider Seiten, um das Erlebte aus der jeweiligen Perspektive zu äußern, sich gemeinsam damit auseinanderzusetzen und die eigenen meist unangenehmen Gefühle wie Wut, Enttäuschung, Scham oder Schuld offen und in geschütztem Rahmen äußern zu können und dafür Verständnis zu erhalten. Nicht nur die Behandelten, sondern auch die Behandelnden haben die Chance, das Erlebte zu teilen. Das Verstehen der anderen Perspektive kann auch für einen selbst eine neue Interpretation des Geschehenen anregen.

» Für mich ist das Schöne, dass die Nachbesprechung auch ein Instrument ist, das mir hilft, mit mir selbst ins Reine zu kommen. «

Das Erleben und die Durchführung von Zwangsmaßnahmen ist mit hoher psychischer Belastung verbunden und kann auf alle Beteiligten traumatisierend wirken. Die Entlastung durch die gemeinsame Nachbesprechung reduziert die durch die Zwangsmaßnahme entstandenen Traumafolge-Symptome und mindert dadurch das Risiko langfristiger negativer psychischer Folgen (Wullschleger u. a. 2020).

Weiter klären die gemeinsamen Nachbesprechungen auch, ob nach einem gewalttätigen Übergriff auf Mitarbeitende durch eine Patientin oder einen Patienten eine Weiterbehandlung auf der Station aus Sicht der Mitarbeitenden möglich ist. In der Auseinandersetzung mit der eigenen Emotionalität und möglichen bestehenden Belastung sollte der oder die Mitarbeitende abschätzen, ob die Aufarbeitung der Ursachen und der Motivation des Übergriffs ausreicht, oder möglicherweise »ein Verlust der eigenen Professionalität gegenüber dem Patienten droht. Hier ist eine gemeinsame, ehrliche und sensible Auseinandersetzung im Team [über die Nachbesprechung mit dem Patienten hinaus] wichtig, um einerseits die Sicherheit und psychische Gesundheit der Mitarbeitenden zu schützen und andererseits dem Patienten weiter eine professionelle und patientenorientierte Behandlung anbieten zu können« (Mahler u. a. 2014, S. 137).

Prävention zukünftiger Zwangsmaßnahmen

Über das retrospektive Verstehen der anderen Perspektive hinaus, hat die Nachbesprechung vor allem auch einen präventiven Effekt im Hinblick auf zukünftige Zwangsmaßnahmen.

Das Geschehene nachvollziehen zu können, die Reaktionen der anderen Person zu verstehen und die Emotionalität der Situation anzuerkennen, ermöglicht in zukünftigen Krisensituationen einen umsichtigeren Blick auf das Geschehen und eröffnet Handlungsalternativen (siehe »Auf einen Blick – Was Beteiligte der Pilotstudie über die Nachbesprechung sagen«, S. 67). So kann eine behandelte Person, die von den Mitarbeitenden als sehr bedrohlich wahrgenommen wurde, selbst aber eigentlich Angst hat und Hilfe benötigt, dies möglicherweise zukünftig bei Mitarbeitenden zum Ausdruck bringen. Umgekehrt können Mitarbeitende, die das Verhalten des Patienten oder der Patientin in seiner Komplexität verstanden haben, Vertrauen darin fassen, dass diese sie nicht angreifen möchten, sondern verängstigt sind. Beide Seiten erhalten damit die Möglichkeit, mit mehr Vertrauen aufeinander einzugehen.

Für Mitarbeitende führt die Reflexion des Erlebten außerdem zu einer generellen Sensibilisierung im Umgang mit Zwangsmaßnahmen, einer reflektierten Selbstwahrnehmung in zukünftigen Krisensituationen und zu einem gezielteren Einsatz als hilfreich empfundener Alternativen. Die Prävention zukünftiger Zwangsmaßnahmen geht somit über die individuelle Nachbesprechung hinaus und erweitert die allgemeine Kompetenz im Umgang mit Eskalationen.

ABBILDUNG 5 Ziele der Nachbesprechung

Patient oder Patientin	ZIELE DER NACHBESPRECHUNG:	Mitarbeitende Person
• Geschützter Raum für negative Emotionen wie Scham, Schuld • Mögliche Erinnerungslücken können durch Schilderung der Mitarbeitenden behutsam gefüllt werden • Abwägung und Entscheidung werden transparent und nachvollziehbar gemacht → reduziert Willkürerleben → **reduziert PTBS-Symptome**	**Prävention von Belastungsreaktionen** • Eigene Perspektive und negative Emotionen können geschützt kommuniziert werden	• Eigene (negative) Erfahrung kann direkt mit der betroffenen Person thematisiert werden • Verstehen der anderen Perspektive wird möglich • Abgleich mit eigener Wahrnehmung • Weitergabe der Erkenntnisse ans Team → **Psychohygiene**
• Erlebt Mitarbeitende nicht nur als unverletzlichen Teil einer Institution • Eskalation wird nicht als einseitig verstanden, sondern als Eskalation innerhalb einer Begegnung • Transparenz stärkt Vertrauen ins Team und in die Behandlung • Stärkung der Selbstwirksamkeit	**Stärkung der therapeutischen Beziehung** • Kommunizieren und Verstehen der jeweils anderen Perspektive • Symmetrie (wieder-) herstellen • Reflexion der therapeutischen Beziehung → weitere Zusammenarbeit möglich?	• Eigene Handlungen reflektieren → Sensibilisierung für eigene Wirkung in der Begegnung • Verstehen der anderen Perspektive wird möglich • Empathie und (Wieder-) Aufbau des Vertrauens in die therapeutische Beziehung
• Eigene Handlungen reflektieren → Sensibilisierung für eigene Wirkung in der Begegnung • Verstehen der anderen Perspektive wird möglich • Empathie und (Wieder-) Aufbau des Vertrauens in die therapeutische Beziehung → **Vermeidung zukünftiger Zwangsmaßnahmen**	**Prävention zukünftiger Zwangsmaßnahmen** • Gegenseitiges Lernen und Verstehen verbessert den zukünftigen Umgang mit eskalierenden Situationen	• Lernen für den individuellen Menschen sowie insgesamt für den Umgang mit eskalierenden Situationen • Reflexion des eigenen • Auftretens und Wirkung in eskalierenden Situationen → **mehr Sicherheit im Umgang mit Eskalationen**

Anwendung des standardisierten Leitfadens

Um die gewünschten Effekte der Nachbesprechung in bestem Maße zu erreichen, ist ein besonderes Setting vorgesehen. Auch muss, um allen Perspektiven ausreichend Raum zu geben, und alle relevanten Aspekte einzubringen, die Nachbesprechung am Leitfaden orientiert sein. In diesem Kapitel wird die Anwendung des Leitfadens deshalb detailliert beschrieben und begründet (Mahler u.a. 2017).
Der vorgestellte standardisierte Leitfaden wurde von allen Befragtengruppen in der Pilotstudie als hilfreich empfunden. Auch die Anwendung des Leitfadens bewerteten die Moderierenden als unproblematisch (Wullschleger u.a. 2019).

»Wie wir uns begegnen«: Setting der Nachbesprechung

Um diese für alle beteiligten Personen schwierige Situation möglichst sicher, ausgewogen und geschützt zu gestalten, braucht es ein spezifisches geeignetes Setting (siehe Kasten, S. 45). Die leitfadengestützte Nachbesprechung setzt dafür einen klaren Rahmen. Das Setting wurde sowohl in der Pilotstudie zum Leitfaden (Wullschleger u.a. 2019) als auch in der täglichen Praxis von allen Beteiligten als sehr geeignet bewertet. Neben der behandelten Person nimmt an dem Gespräch ein Teammitglied teil, das bei der Zwangsmaßnahme anwesend und / oder an dem Entscheidungsfindungsprozess aktiv beteiligt war. Die Moderation der Nachbesprechung übernimmt ein Teammitglied, das an der Zwangsmaßnahme nicht beteiligt war. Die Patientin oder der Patient kann außerdem eine Begleitperson einladen, wie z.B. eine Bezugsperson aus dem privaten Umfeld oder aus dem Behandlungsteam. Wichtig ist, dass nur eine an der Zwangsmaßnahme beteiligte Fachkraft an der Nachbesprechung teilnimmt. Auch wenn es in einzelnen Situationen sinnvoll erscheinen mag, zwei Personen aus dem Team an der Nachbesprechung teilnehmen zu lassen, würde dies die Ausgewogenheit des Gesprächs beeinträchtigen.

Die Nachbesprechung soll als gesondertes Gespräch stattfinden, nach Möglichkeit in einem neutralen Raum (außerhalb der Station) und ca. 30–45 Minuten dauern.

Teilnehmende:

- Patientin oder Patient
- Teammitglied, das an der Zwangsmaßnahmen beteiligt war
- Moderatorin oder Moderator: Teammitglied, das nicht an der Zwangsmaßnahme beteiligt war
- Bezugsperson, z. B. Angehörige oder Mitglied des Behandlungsteams wenn von Patientin gewünscht

ZEITPUNKT: Angebot soll zeitnah nach der Zwangsmaßnahme erfolgen. Bei Ablehnung Angebot wiederholen

ZEITRAHMEN: ca. 30-45 Minuten

ORT: Nach Möglichkeit nicht auf Station (neutraler Raum)

Zeitpunkt

Das Angebot zur Nachbesprechung sollte unmittelbar nach der Zwangsmaßnahme erfolgen. Es sollte allerdings nicht unvermittelt und auch ohne Druck zur sofortigen Annahme des Angebotes geschehen. Vielmehr sollte dieses Angebot zur gemeinsamen Nachbesprechung in der nächstmöglichen geeigneten Gesprächssituation mit einfließen.

» Die Situation letzte Nacht, die zu Ihrer Fixierung geführt hat, war natürlich für Sie, aber auch für uns, schwierig und belastend. Ich glaube, es wäre sinnvoll, sich hierfür gemeinsam Zeit zu nehmen, gemeinsam zu reflektieren und zu verstehen, was da passiert ist. Wir würden Ihnen gerne das Angebot machen, dass jemand aus dem Team, der letzte Nacht dabei war, das gemeinsam mit einer Moderation mit Ihnen nachbespricht. «

Oder aber auch, wenn es für die Situation angemessener ist:

» Ich merke, dass Sie verständlicherweise durch die Geschehnisse und die Zwangsmaßnahmen stark betroffen sind. Sie können das jederzeit mit uns nachbesprechen. Geben Sie uns Bescheid, wenn Sie eine Nachbesprechung wünschen. Wir werden Ihnen aber auch im Verlauf immer mal wieder das Angebot machen. Nehmen Sie sich die Zeit, die Sie brauchen. «

Da die betroffene Person das Angebot selten zeitnah annimmt, sondern der Nachbesprechung häufig zunächst unsicher oder ablehnend gegenübersteht, ist es notwendig, das Angebot im weiteren Behandlungsverlauf mehrfach zu wiederholen. Über den Zeitpunkt der Nachbesprechung entscheidet letztlich die behandelte Person. Zwar wird in nahezu allen Leitlinien empfohlen, die Nachbesprechung unmittelbar nach der Zwangsmaßnahme durchzuführen, praktische Erfahrung und wissenschaftliche Evaluationen weisen aber darauf hin, dass die meisten Patientinnen und Patienten erst zu einem späteren Zeitpunkt in der Lage sind, das Gesprächsangebot in Anspruch zu nehmen (Wullschleger u. a. 2019).
Dies wird zum Teil auf die akute Psychopathologie, aber vor allem auf die hohe mit der Zwangsmaßnahme verbundene Emotionalität zurückgeführt. Es ist deshalb zu empfehlen, die Nachbesprechung zu jedem beliebigen Zeitpunkt zu ermöglichen, orientiert am Wunsch der jeweiligen betroffenen Person. In der Pilotstudie zum Leitfaden wurde der individuell gewählte Zeitpunkt für die Durchführung der Nachbesprechung insgesamt als angemessen empfunden, vor allem von den Moderierenden und den Patienten und Patientinnen. Mitarbeitende und Moderierende sahen die Psychopathologie als zentralen Faktor für die Auswahl des Zeitpunktes der Nachbesprechung und bedauerten teilweise, dass das Gespräch zu früh stattfand. Die befragten Patientinnen und Patienten empfanden den gewählten Zeitpunkt als richtig und unterstrichen die Bedeutung des zeitlichen Abstands, um emotional in der Lage zu sein, über das Erleben zu sprechen. In einigen Fällen wurde der gewählte Zeitpunkt als zu spät empfunden. In diesen Fällen betonten sowohl Behandelte als auch Mitarbeitende, dass der zu große zeitliche Abstand das Erinnerungsvermögen der Beteiligten beeinträchtigt hätte. Um dem entgegenzuwirken, schlugen die befragten Mitarbeitenden vor, das Angebot einer Nachbesprechung regelmäßig zu wiederholen und in Einzelfällen gegebenenfalls anzubieten, eine zweite Nachbesprechung durchzuführen (Wullschleger u. a. 2019).
Zusammenfassend kann gesagt werden, dass sich große Zeitvarianzen zeigen, ab wann das Angebot einer Nachbesprechung angenommen wird und diese erfolgt (siehe Kasten, S. 47). Ein zu früher Zeitpunkt nach der Zwangsmaßnahme kann aufgrund des noch starken emotionalen Involviertseins schwierig sein, ein sehr später Zeitpunkt des Nachbesprechens birgt dafür die Gefahr, dass die Geschehnisse nicht mehr so präsent erinnert werden. Letztlich gibt es keinen »richtigen« Zeitpunkt. Daher sollte das Angebot auch über den stationären Aufenthalt hinaus gemacht werden. Die Erfahrungen aus der Psychiatrischen Universitätsklinik der Charité im St. Hedwig-Krankenhaus zeigen, dass einige

Patienten und Patientinnen, die im Rahmen des Weddinger Modells durch ihre Multiprofessionellen Bezugstherapeuten-Teams teilstationär oder ambulant weiterbehandelt wurden, häufig erst dann die Nachbesprechung angenommen haben. Prinzipiell ist es wichtig, jeder Person, die Zwangsmaßnahmen in der stationären Behandlung erfahren hat, bei Entlassung zu versichern, dass das Angebot zur Nachbesprechung unbegrenzt bestehen bleibt, und ihr einen konkreten Kontakt, z. B. die Telefonnummer der Station oder idealerweise des Teammitglieds, das die Nachbesprechungen koordiniert, mitzugeben.

» Uns ist es wichtig, dass Sie wissen, dass Sie sich, wann immer Sie das Gefühl haben, die Zwangsmaßnahme doch noch nachbesprechen zu wollen, jederzeit an uns wenden können. Das Angebot besteht auch nach Ihrer Entlassung. Wir machen häufig die Erfahrung, dass Menschen, die erstmal die Distanz zum Erlebten brauchen, aber dann doch merken, dass es sie noch beschäftigt, uns auch lange danach kontaktieren. Da kann es sehr hilfreich sein, nochmal gemeinsam zu reflektieren und gegebenenfalls Fragen zu klären. «

Zeitpunkt der Nachbesprechung:
- Angebot im ersten geeigneten Gespräch nach der Zwangsmaßnahme machen, ggf. regelmäßig wiederholen, auch über den stationären Aufenthalt hinaus.
- Die behandelte Person bestimmt den Zeitpunkt der Nachbesprechung.
- Die emotionale Bereitschaft der behandelten Person muss berücksichtigt werden.
- Wenn es sinnvoll erscheint, sollte eine weitere Nachbesprechung angeboten werden (z. B. wenn der erste Zeitpunkt als zu früh empfunden wurde).

Moderation

Die neutrale, aber teaminterne Moderation hat eine besondere Relevanz für das Setting der leitfadengestützten Nachbesprechung (siehe Kasten, S. 49). In der Pilotstudie empfanden alle Befragten die Funktion der Moderierenden als gesprächsfördernd (Wullschleger u. a. 2019). Das moderierende Teammitglied darf nicht an der Zwangssituation beteiligt gewesen sein. Die Moderation sorgt dafür, dass alle wichtigen im Leitfaden vorgesehenen Aspekte angesprochen werden und der behandelten Person wie auch der oder dem beteiligten Mitarbeitenden ein Raum geboten wird, um vertrauensvoll und ausgewogen über die Situation und das Erlebte zu sprechen. Es wird als hilfreich empfunden, und von allen Beteiligten als neutral erlebt (WULLSCHLEGER u. a. 2019), wenn die Moderation von einem Teammitglied der Station übernommen und nicht extern beauftragt wird. Die Moderation durch eine externe, möglicherweise gänzlich unbekannte Person führt bei beiden Beteiligten eher zu Verunsicherung oder Misstrauen und könnte das Gefühl des sicheren Rahmens gefährden. Wichtig ist dabei, die Patientin oder den Patienten über die moderierende Fachkraft im Vorfeld in Kenntnis zu setzen und das Einverständnis einzuholen.

» Sie hatten ja einer Nachbesprechung Ihrer Fixierung zugestimmt. Frau Tanne, die Ergotherapeutin, würde das Gespräch moderieren. Wären Sie damit einverstanden? «

Um die Neutralität der Moderation zu gewährleisten, ist eine Orientierung am Leitfaden notwendig. Dabei ist es wichtig, dass alle Fragen des Leitfadens gestellt und immer an beide Beteiligten gerichtet werden. Weniger relevant ist hier die strikte Einhaltung der Reihenfolge der Fragen. Eine flexible, dem Gesprächsverlauf angepasste Reihenfolge der Fragenstellung wurde vielmehr als hilfreich empfunden (WULLSCHLEGER u. a. 2019). Die moderierende Person achtet auch im Hinblick auf Redezeit und -anteile der Teilnehmenden auf die Einhaltung des Rahmens.

» Vielen Dank Herr Schobert (Patient), ich glaube, Sie haben die Situation und Ihre Perspektive nachvollziehbar geschildert. Ich denke, es wäre jetzt wichtig, die Sicht von Herrn Can (Pfleger) zu hören. «

Darüber hinaus stellt die Moderation sicher, dass das Gespräch wertschätzend und ausgewogen stattfindet und kann bei Verständnisfragen oder Missverständnissen unterstützen. Wenn der Patient beispielsweise ärgerlich wird, während die Dienstärztin sein aggressives Auftreten schildert, obwohl er bei der Situationsbeschreibung mehrfach betont hat, dass er den Vorwurf des aggressiven Verhaltens absurd findet, kann die moderierende Person vermitteln:

» Was sie sagte, war nicht, dass Sie aggressiv waren, sondern dass sie sich massiv von Ihnen bedroht gefühlt hat, und das Erleben von Frau Wons darf hier, ebenso wie Ihres, Raum haben. «

Oder ein Arzt verliert sich, ohne dass es von der Patientin thematisiert oder infrage gestellt wurde, in der Aufzählung der rechtlichen Grundlagen seines Handelns.

» Herr Klangs (Arzt), vielleicht kommen Sie nochmal darauf zurück, was das Personal in der Situation hätte anders machen können? Hätte es zu der Isolierung von Frau Iwanow (Patientin) Alternativen gegeben? «

Es kann sein, dass zwischen der moderierenden und der beteiligten Person aus dem Team ein enger Bezug besteht, der manchmal in Konflikt zur gebotenen Neutralität der moderierenden Rolle steht. Wichtig ist, sich diese Tatsache bewusst zu machen und statt der kollegialen eine neutrale, übergeordnete Perspektive einzunehmen. Die im Alltag praktizierte Anrede unter den Mitarbeitenden, z. B. sich beim Vornamen zu nennen und sich zu duzen, muss dafür aber nicht verändert werden, da dies zulasten der Authentizität ginge.

Moderation:

- Durch ein Teammitglied, das nicht an der Zwangsmaßnahme beteiligt war (unabhängig von der Berufsgruppe)
- Alle Fragen des Leitfadens müssen gestellt werden, Reihenfolge der Fragen kann flexibel an den Gesprächsverlauf angepasst werden
- Sicherstellung einer ausgewogenen und wertschätzenden Gesprächsatmosphäre, Unterstützung bei Verständnisfragen oder Missverständnissen

Alternative Settings

Hat die initiale oder einzige Zwangsmaßnahme außerhalb der Psychiatrie im Vorfeld der Aufnahme stattgefunden, sollte die Kontaktaufnahme zu einer darin involvierten Person angeboten werden. In diesem Falle ist diese externe Person das an der Zwangsmaßnahme beteiligte Gegenüber und nur die Moderation wird von einem Teammitglied der Station übernommen. Die Unterstützung einer Bezugsperson aus dem Team sollte der Patientin oder dem Patienten dabei unbedingt zusätzlich angeboten werden. Bei der Nachbesprechung werden dann lediglich Inhalte der eskalierten Situation besprochen, an der die an der Nachbesprechung teilnehmenden Personen beteiligt waren.

EINE PATIENTIN lebt in einer therapeutischen Wohngemeinschaft (TWG), in der es zu einer Zuspitzung eines Konflikts kommt. Infolgedessen ruft das Betreuerteam der TWG die Polizei hinzu, um die Patientin psychiatrisch aufnehmen zu lassen. Die Patientin gerät beim Eintreffen der Polizei in einen Erregungszustand, weswegen sie auf einer Trage fixiert in die Klinik gebracht und stationär aufgenommen wird. Auf Station kann sie zwar defixiert werden, wird aber im Krisenzimmer für 30 Minuten isoliert. Als ihr das Angebot gemacht wird, die Zwangsmaßnahme der Isolation nachzubesprechen, gibt sie an, dazu keine Fragen zu haben und die Entscheidung des Teams nachvollziehen zu können. Aber die »polizeiliche Einweisung« der TWG-Betreuer und die damit verbundene Entscheidung für die Zwangsmaßnahme, würde sie nicht verstehen und gerne nachbesprechen. ■

»Was wir gemeinsam reflektieren«: Inhalte des Leitfadens

Im Vorfeld muss die behandelte Person gefragt werden, welche konkrete Situation und Zwangsmaßnahme sie besprechen möchte, damit eine beteiligte Fachkraft anwesend ist. Es ist wichtig sicherzustellen, dass beide Beteiligte von der Nachbesprechung derselben Situation ausgehen (zur Organisation der Nachbesprechung im Stationsalltag siehe »Notwendige organisatorische Strukturen«, S. 73).

Der Leitfaden erfasst zunächst das Erleben der Zwangsmaßnahme aus den Perspektiven aller Beteiligten. In der Folge werden vertiefende Fragen zu konkreten Aspekten der Zwangsmaßnahme gestellt und jeweils mit der behandelten und der behandelnden Person besprochen. Abschließend werden die Möglichkeiten einer weiteren Zusammenarbeit reflektiert (Mahler u. a. 2017).

Schilderung der Krisensituation aus den unterschiedlichen Perspektiven

Leitfaden zur Nachbesprechung von Zwangsmaßnahmen

Freiheit in der Gestaltung der Nachbesprechung ist wichtig.
Alle Fragen sollten gestellt werden.

Einleitung und individuelle Berichte:
Wann kam es zur Zwangsmaßnehme und welche Zwangsmaßnahme wurde angewendet?

→ Patient oder Patientin schildert Situation aus seiner / ihrer Perspektive
→ Person aus dem Team schildert Situation aus seiner / ihrer Perspektive.
(falls anwesend: → Angehöriger oder Angehörige bzw. Bezugsperson des Patienten schildert eigenes Befinden)
Jede / r versucht, seine Gefühle / Befindlichkeiten in der Situation zu äußern (auch Rückmeldung vom Team)

Anhand der Frage, wie es zu der Zwangsmaßnahme kam und welche Form des Zwangs angewendet wurde, schildert zunächst die betroffene Person die Krisensituation, die zu der Anwendung von Zwang geführt hat. Danach stellt die anwesende Fachkraft ihre Sicht auf die Ereignisse dar. Hier ist es sehr wichtig, die Grundlagen der Entscheidungsfindung zu erläutern, damit diese für die betroffene Person transparent gemacht und im Laufe der Nachbesprechung nachvollziehbarer werden. Dabei soll der Fokus dennoch nicht nur auf der Beschreibung des Situationshergangs, sondern auch auf der Schilderung des eigenen Erlebens liegen. Dies ist besonders wichtig, damit alle Gesprächsteilnehmenden sich am Anfang der Nachbesprechung vergegenwärtigen können, wie die Situation von den jeweiligen Beteiligten erlebt wurde. Dabei können Aspekte des Verhaltens und Erlebens des Gegenübers auftauchen, die bisher nicht wahrgenommen werden konnten. So haben betroffene Patientinnen oder Patienten öfter berichtet, dass sie von dem emotionalen Involviertsein und der Betroffenheit der Mitarbeitenden, die während der Nachbesprechung deutlich wurden, überrascht waren. Oft widerspricht es ihrer Vorstellung von Mitarbeitenden, für die, als Teil der Institution Psychiatrie, Zwangsmaßnahmen alltäglich sind.

» Es überrascht mich jetzt schon, dass Sie sagen, sie hätten Angst gehabt in der Situation. Das merkt man Ihnen gar nicht an. Sie wirkten auf mich alle so übermächtig, so unverletzlich. «

Ebenso dient die Schilderung des subjektiven Erlebens des betroffenen Menschen der Erweiterung der Perspektive der Mitarbeitenden, deren Bild der behandelten Personen häufig durch deren Verhalten und / oder objektivierbare Symptome geprägt ist.

So wird in dieser ersten Phase die Grundlage des weiteren Gesprächs geschaffen. Ausgehend von den gegenseitigen Schilderungen der Situation, die zur Zwangsmaßnahme geführt hat, wird die moderierende Person die weiteren Aspekte ansprechen und kann die geäußerten Sichtweisen auf die Situation jederzeit wieder aufgreifen.

Sind Angehörige, die die Zwangsmaßnahme miterlebt haben, an der Nachbesprechung beteiligt, gehört deren Perspektive selbstverständlich auch zu dieser ersten Phase. Diese sollte folglich auch von der Moderation erfragt werden:

» Sie waren ja in der Situation dabei, wie haben Sie es denn erlebt? «

Reflektieren des Geschehenen und Erlebten

Nach dieser ersten Phase werden die verschiedenen Themen des Leitfadens von der moderierenden Person angesprochen. Der Leitfaden sieht vor, dass für jedes Thema zunächst eine Leitfrage gestellt wird. Diese Frage soll die Gesprächsteilnehmenden auffordern, sich zu dem jeweiligen Thema frei zu äußern. Dabei besteht die Rolle der Moderation darin, sicherzustellen, dass alle Beteiligten zu Wort kommen und genug Raum und Zeit haben, um eigene Gedanken und Gefühle auszudrücken. Nachdem die Beteiligten die jeweilige Leitfrage beantwortet haben, kann die moderierende Person weitere vertiefende Fragen stellen, um genauere Aspekte des Themas zu erfassen, falls diese Aspekte nicht spontan von den Beteiligten angesprochen werden. Der Leitfaden sollte also nicht als Fragenkatalog benutzt werden, sondern dient zur Unterstützung der Gesprächsführung, damit wichtige Themenkomplexe nicht übersehen werden. Die Reihenfolge der Fragen muss dabei nicht eingehalten werden, es sollten aber unbedingt alle Fragen im Verlauf der Nachbesprechung gestellt werden.

Welche Alternativen gab es zu der Zwangsmaßnahme?

Welche Alternativen gab es zu der Zwangsmaßnahmen?

- Was, glauben Sie, hätte die Zwangsmaßnahme verhindern können?
- Was hätte das Personal anders machen können? (erst Patient oder Patientin fragen, dann Mitarbeitende)
- Hätten Sie sich als Patient oder Patientin anders verhalten können in der Situation?

Der erste Themenblock fragt nach den Alternativen zu der erlebten oder ausgeübten Zwangsmaßnahme. Wie in dem Kapitel »Rechtliche Rahmenbedingungen« (siehe S. 17) erwähnt, ist die Anwendung von Zwangsmaßnahmen nur dann als letztes Mittel erlaubt, wenn es gilt eine unmittelbare Gefahr abzuwenden und alle Alternativen ausgeschöpft wurden. Deshalb ist es in der Nachbesprechung besonders wichtig, die Frage zu stellen, ob es aus der Perspektive der Betroffenen Interventionen gegeben hätte, die die Zwangsmaßnahme hätten verhindern können. Ausgehend von der geschilderten Situation wird hier ein Austausch zwischen den Beteiligten eingeleitet, der einerseits dazu dienen soll, über die vergangene Entscheidung zu reflektieren, andererseits

aber auch über mögliche Ansätze nachzudenken, um die Anwendung von Zwangsmaßnahmen in der Zukunft zu verhindern. Dieser Austausch stellt auch für die Mitarbeitenden eine Gelegenheit dar, ihren Entscheidungsfindungsprozess unter dem Blickwinkel der genannten Alternativen zu erklären und zu reflektieren. Mitarbeitende sollen dabei den Betroffenen transparent darlegen, welche Alternativen während der Krisensituation erprobt wurden, warum diese aus ihrer Perspektive wirkungslos blieben bzw. welche Alternativen in Erwägung gezogen, aber für nicht geeignet gehalten wurden. Die Annahme ist, dass die Transparenz der erwogenen und angewendeten Alternativen bei den Betroffenen das Gefühl, willkürlich bzw. unfair behandelt worden zu sein, mildern kann. Gleichzeitig kann das Ausformulieren von Alternativen seitens der Patientin oder des Patienten Empowerment und Selbstwirksamkeit fördern und diese darin bestärken, eigene Handlungsalternativen für zukünftige Krisensituationen zu entwickeln und zu benennen. Die vertiefenden Fragen sollen dabei helfen, den Fokus des Austausches auf die Bedürfnisse der Betroffenen zu legen und die Selbstreflexion bezüglich des eigenen Verhaltens anzuregen. Auch hilft es in diesem Zusammenhang, konträre Perspektiven als solche offenzulegen und sie in diesem Kontext als gleichberechtigt wahrzunehmen.
So antworten die behandelten Personen auf die Frage, was die Fachkräfte hätten anders machen können, am häufigsten, dass das Personal sich hätte mehr Zeit nehmen müssen. Demgegenüber geben die Mitarbeitenden meist an, sich für ihr Empfinden viel Zeit genommen zu haben. Es ist für beide Seiten hilf- und lehrreich, die andere Perspektive zu hören, ohne dass dadurch die eigene Wahrnehmung weniger gültig ist.

PATIENT »Ich wollte doch nur noch mal raus und wenn Sie mir diese Zeit gegeben hätten, dann hätte ich mich irgendwann beruhigt. Ich hätte mehr Zeit und Gespräche zum Runterkommen gebraucht.«

MITARBEITENDE »Ich war ja mehrfach mit Ihnen im Garten und als Sie dann gleich wieder rauswollten und ich aber nicht gleich schon wieder von Station konnte und Sie dann sofort losgeschrien und die Tische umgetreten haben, da habe ich mich schon ganz schön unter Druck gesetzt gefühlt von Ihnen.«

In dieser Situation hätten sich beide von dem jeweils anderen mehr Raum gewünscht. Während für die Mitarbeitende eine Stunde Krisenintervention bei einem Patienten ein hoher Zeitaufwand ist, scheint es für den Patienten zu wenig. Aber beide können durch das Reflektieren des jeweils anderen Erlebens Wissen mitnehmen, das sie in ähnlichen Situationen anwenden können.
Die Rolle der Moderation ist bei diesem Themenblock zentral. Sie muss

vermeiden, dass der Austausch lediglich zu einer Rechtfertigung der Mitarbeitenden führt. Vielmehr geht es im Gespräch darum, allen Beteiligten die Gelegenheit zu geben, voneinander zu lernen und gemeinsam zu reflektieren, selbst wenn sie unterschiedlicher Meinungen sind. Dabei kann in einigen Fällen ein kreativer Prozess entstehen, im dem neue, noch nicht erprobte Alternativen entwickelt und schriftlich festgelegt werden können.

Was hätte dem Patienten oder der Patientin gutgetan?

Was hätte dem Patienten oder der Patientin gutgetan?

- Hätte es etwas gegeben, das die Situation erleichtert hätte? (z. B. Interaktion mit Personal, Nahrung, etwas zu trinken, Musik)

Die Erfahrung zeigt, dass die Bedürfnisse der Patientinnen und Patienten während der Zwangsmaßnahme sehr unterschiedlich sind. Gleichzeitig spielen sie eine große Rolle in der Wahrnehmung des Geschehenen. Es ist davon auszugehen, dass das Erleben von Zwangsmaßnahmen zum Teil mit der Art und Weise ihrer Durchführung zusammenhängt. Einige Menschen wünschen sich z. B. während einer Isolierung eine durchgehende Präsenz von Mitarbeitenden, während andere lieber allein bleiben. Die einen brauchen Ruhe und Reizabschirmung, für die anderen wäre genau das besonders quälend. Die Bedürfnisse können auch konkrete Lebensaspekte der Betroffenen außerhalb der Klinik betreffen, die sie beschäftigen und geklärt werden müssen (z. B. Haustiere, Sicherheit der Wohnung, Kinder). Deshalb ist die Erfassung dieser Bedürfnisse zum Zeitpunkt der Zwangsmaßnahme selbstverständlich, aber auch im Nachhinein extrem wichtig, um diese schwierige und möglicherweise traumatische Situation etwas erträglicher zu machen. Darüber hinaus hilft das aktive Erfragen von Bedürfnissen in einer Krisensituation, die therapeutische Beziehung zu schützen und den menschlichen Kontakt nicht abreißen zu lassen. Die Möglichkeit, den Betroffenen Raum zu geben ihre eigene Bedürfnisse auszudrücken, stellt auch für sie eine Gelegenheit dar, trotz des Zwangs einen gewissen Handlungsspielraum zu behalten und so möglicherweise die Zwangsmaßnahme weniger entmenschlichend zu erleben.

Was hat sich die Patientin oder der Patient nach der Beendigung der Zwangsmaßnahme gewünscht?

Was hat sich der Patient oder die Patientin nach der Beendigung der Zwangsmaßnahme gewünscht?

- Hätte es etwas gegeben, das die Situation erleichtert hätte? (z. B. Interaktion mit Personal, Nahrung, etwas zu trinken, Musik)
- Wie und wann haben die Mitarbeitenden die Entscheidung getroffen, dass die Zwangsmaßnahme beendet werden kann / soll?
- Ist für Sie als Patient oder Patientin der Zeitpunkt der Beendigung der Zwangsmaßnahme nachvollziehbar?

In diesem Teil des Gesprächs werden zwei unterschiedliche Aspekte thematisiert, die mit der Beendigung der Zwangsmaßnahme zusammenhängen. Wie beim vorherigen Themenblock geht es darum, retrospektiv Bedürfnisse zu erfragen und zu erläutern, diesmal in Bezug auf den Zeitpunkt unmittelbar nach der Zwangsmaßnahme. Die Bedürfnisse sind auch hier sehr unterschiedlich und sollten deshalb aktiv erfragt werden. Wie bereits erwähnt, sollten dabei auch konkrete Sorgen bzw. Anliegen berücksichtigt werden, die möglicherweise die weitere Zusammenarbeit beeinflussen können. Dabei sollte auch festgelegt werden, wie diese Anliegen in einer zukünftigen ähnlichen Situation berücksichtigt werden können. Die Frage der Einbeziehung von Angehörigen sollte ebenfalls Bestandteil dieses Blocks sein, umso mehr, wenn Angehörige an der Nachbesprechung teilnehmen.

Darüber hinaus geht es bei diesem Punkt um den Aspekt der Beendigung der Zwangsmaßnahme an sich. Betroffene Patientinnen und Patienten berichten oft, keine Begründung für die Beendigung von Isolierungen oder Fixierungen erhalten zu haben. Dies verstärkt die Wahrnehmung der Zwangsmaßnahme als willkürlichen Akt. Gegebenenfalls erscheint den Mitarbeitenden die Begründung für die Beendigung einer Zwangsmaßnahme weniger relevant, da es »nur« um die Aufhebung einer Einschränkung geht und sozusagen der »Normalzustand« wiederhergestellt wird. Die Abwägung zwischen Aufrechterhaltung und Beendigung der Zwangsmaßnahme sind allerdings bedeutend für die Nachvollziehbarkeit der Entscheidung. Insbesondere für das Verständnis der entscheidungsrelevanten Gefährdungsschwellen, die zu einer Zwangsmaßnahme führen, ist die fachliche Begründung für eine Beendigung der Maßnahme ein gewichtiger Anhaltspunkt für die Betroffenen. Es ist deshalb besonders wichtig, dass Mitarbeitende, sowohl in der Situation selbst als auch in der Nachbesprechung die Gründe für die Beendigung der Zwangsmaßnahme erläutern, um diese für betroffene Patientinnen und Patienten nachvollziehbarer zu machen. Dies stößt auch bei den Mitarbeitenden einen Reflexionsprozess über die eigene Praxis an.

Ist im Nachhinein der Grund für die Durchführung der Zwangsmaßnahme deutlich geworden?

Ist im Nachhinein der Grund für die Durchführung der Zwangsmaßnahme deutlich geworden?

- Können Sie als Patient oder Patientin nachvollziehen, warum die Entscheidung für das Durchführen einer Zwangsmaßnahme getroffen wurde?
- Ist es für Sie verständlich, warum sich die Mitarbeitenden hilflos / bedroht / verängstigt gefühlt haben?
- Ist für Sie als Mitarbeiter oder Mitarbeiterin die Entscheidung für die Durchführung der Zwangsmaßnahme nachvollziehbar?
- Ist für Sie als Mitarbeiter oder Mitarbeiterin verständlich geworden warum der Patient oder die Patientin aggressiv / angespannt reagiert hat?

In diesem Fragenblock werden alle Beteiligten, an erster Stelle natürlich die betroffene Person, nach der Nachvollziehbarkeit der Anwendung von Zwang aus ihrer Perspektive gefragt. Diese Frage, die eher am Ende des Gesprächs gestellt werden sollte, bietet die Gelegenheit, die Inhalte der Nachbesprechung zusammenzufassen. Alle Beteiligten werden dazu eingeladen, die andere Perspektive bzw. das Erleben der Gesprächspartnerinnen und Gesprächspartner zu reflektieren und sich in die Rolle des Gegenübers hineinzuversetzen. Dabei zielt die Nachbesprechung nicht auf eine harmonische Einigung ab, sondern sollte als ein Ort verstanden werden, um Unterschiede, Unverständnisse und Konflikte transparent zu machen, die mit dem Einsatz von Zwangsmaßnahmen einhergehen. So soll eine weitere Zusammenarbeit ermöglicht werden. Die Rolle der Moderation bei diesem Prozess ist hier besonders wichtig, weil sie die Transparenz, die Offenheit und den Austausch auf Augenhöhe gewährleistet. Nur so kann der Annäherungsversuch aller Gesprächsbeteiligten gelingen.

Ist eine weitere Zusammenarbeit möglich?

Ist eine weitere Zusammenarbeit möglich?

- Was brauchen Sie als Patient oder Patientin für eine gelingende Zusammenarbeit auf Station und für die Zukunft danach?
- Was brauchen Sie als Mitarbeitende, Team für eine gelingende Zusammenarbeit in der Zukunft?

Am Ende des Gesprächs wird eine Diskussion über die weitere aktuelle, aber auch zukünftige Zusammenarbeit eröffnet. Auf Basis des bisherigen Austausches können die Beteiligten sich dazu äußern, ob die therapeutische Beziehung und die Aufenthaltsbedingungen trotz des erfolgten Einsatzes von Zwang eine vertrauensvolle Zusammenarbeit ermöglichen. An dieser Stelle kann auch besprochen werden, ob ein Wechsel der Bezugstherapeutin bzw. des Bezugstherapeuten oder im äußersten Fall eine Verlegung auf eine andere Station das Vertrauen der betroffenen Person wiederherstellen kann. In ähnlicher Weise kann auch die anwesende Fachkraft ihre eigenen Schwierigkeiten in der Zusammenarbeit thematisieren, insbesondere, wenn es zu einem gewalttätigen Übergriff auf sie gekommen ist. Die Möglichkeit des Behandlerwechsels sollte auch hier offengelegt werden (siehe »Prävention zukünftiger Zwangsmaßnahmen«, S. 42).

Perspektiven öffnen

Perspektiven öffnen:

- Können Aspekte der Nachbesprechung in einem Krisenplan bzw. einer Behandlungsvereinbarung niedergeschrieben werden?

Damit die ausgearbeiteten Erkenntnisse aus der Nachbesprechung für die weitere bzw. die zukünftige Behandlung genutzt werden können, ist die Frage der Dokumentation des Gespräches zentral. Es wird empfohlen, den Inhalt der Nachbesprechung in der Akte schriftlich zu dokumentieren, damit sich andere Teammitglieder darüber informiert können (siehe zu Dokumentation der Nachbesprechung »Notwendige organisatorische Strukturen«, S. 73). Zudem dient die Nachbesprechung dazu, Erkenntnisse sowie zwangsvermeidende Alternativen in einen Krisenplan bzw. eine Behandlungsvereinbarung zu integrieren. Hierdurch wird der präventive Effekt der Nachbesprechung verstärkt. Ein Krisenplan verfolgt im Hinblick auf mögliche zukünftige Krisen zwei wesentliche Ziele. Einerseits erarbeitet sich die behandelte Person eine eigene unterstützende Handlungsskizze. Andererseits erhalten die Behandelnden Anhaltspunkte für z. B. hilfreiche Interventionen und wichtige Bezugspersonen. So kann im Fall einer neuen Krankenhausbehandlung bzw. einer neuen Krisensituation der Einsatz von Zwangsmaßnahmen verhindert werden (siehe »Erstellen von Krisenplänen und Behandlungsvereinbarungen«, S. 69).

Fallbeispiel

Das folgende Fallbeispiel rekonstruiert die leitfadengestützte Nachbesprechung einer Fixierung. Der Patient, Herr Peters, ist 28 Jahre alt. Es ist sein erster psychiatrischer Aufenthalt. Es wurde bei ihm eine drogeninduzierte Psychose diagnostiziert.
Die Nachbesprechung erfolgt vier Tage nach der Zwangsmaßnahme, der Patient Herr Peters möchte keine unterstützende Person mit in die Nachbesprechung bringen, ein psychiatrischer Fachpfleger, Herr Firenze, der an der Fixierung beteiligt war, nimmt als Teammitglied an der Nachbesprechung teil, die Moderation wird durch die Stationspsychologin Frau Meschke durchgeführt.

FRAU MESCHKE »Ich danke Ihnen beiden, dass Sie sich zur vereinbarten Nachbesprechung bereit erklärt haben, insbesondere Ihnen, Herr Peters. Ich möchte Sie zunächst bitten, die Situation aus Ihrer Sicht zu schildern. Wie kam es zur Zwangsmaßnahme? Herr Firenze war in diese Situation ja involviert und wird danach die Situation aus seiner Perspektive schildern.«

HERR PETERS »Na, die haben mich festgebunden, ans Bett, plötzlich waren da lauter Leute, Pfleger und so, haben mich gepackt und ans Bett gebunden.«

FRAU MESCHKE »Versuchen Sie bitte die Situation zu schildern, die dieser Fixierung vorausgegangen ist. Können Sie sich daran erinnern?«

HERR PETERS »Ich kann mich nicht an alles erinnern, ist alles eher verschwommen, nebelig. Ich war aber auch so aufgebracht. Schon vorher, als meine Partnerin einfach die Tür nicht aufgemacht hat, das hab ich nicht verstanden und ich war so sicher, dass die mich da betrügt. Und anstatt mit mir zu reden, holt die die Polizei, die mich hier hergebracht hat, ich meine schauen Sie sich doch mal um hier, hier gehöre ich doch wirklich nicht hin, sie hätte einfach nur die Tür aufmachen und mit mir reden sollen. Und was macht sie stattdessen? Ruft die Polizei. Das ist doch nicht fair, ist doch klar, dass ich da ausraste. Was hätten Sie denn gemacht? Und dann bringen die mich auch noch in die Klapse, in die Geschlossene. Was ist das denn?!? Ich wollte da natürlich gleich wieder weg und dann sagt diese Dienstärztin auch noch so zynisch, ich meine, das war echt bösartig, dass ich hier bleiben soll! Ich bin doch ein freier Mensch, das kann die doch nicht machen. Und dann kommen da diese Typen und schnallen mich ans Bett. Von den Medikamenten ist mir jetzt noch ganz drieselig, die ich da bekommen habe.«

FRAU MESCHKE »Danke, das macht die Ausgangsituation jetzt klarer aus Ihrer Perspektive. Jetzt sollten wir dazu mal Herrn Firenze hören, wie er bzw. das Team die Situation erlebt hat.«

HERR FIRENZE »Herr Peters, dass das eine für Sie schwierige Situation war, das kann ich gut verstehen, aber das war es auch für uns. Und ich bin wirklich froh, dass - abgesehen von meiner Verletzung - nicht noch mehr passiert ist, außer dass es dann leider zu Ihrer Fixierung kam. Ich war ja von Anfang an dabei, die Dienstärztin und ich haben Sie von der Polizei in Empfang genommen und ich habe verstanden, warum das für Sie eine sehr schwierige und beängstigende Situation gewesen sein muss. Daher haben wir die Polizei auch gleich gebeten, Ihnen die Handschellen abzunehmen und Ihnen erstmal etwas zu trinken angeboten, obwohl Sie aufgebracht und angespannt waren, um Ihnen die Möglichkeit zu geben, sich zu beruhigen. Wir wollten dann die ganze Sache in Ruhe mit Ihnen klären. Als Sie mir dann den Becher aus der Hand geschlagen haben und weglaufen wollten, musste die Polizei Sie festhalten.«

HERR PETERS »Warum musste sie das? Ich wollte ja gar nicht mit Ihnen sprechen. Für mich gab es nichts zu klären, und dann, als Sie mir den Becher angeboten haben, dachte ich, Sie wollen mir jetzt Medikamente unterjubeln ... gut, aber ich glaube Ihnen jetzt schon, dass es nur was zu trinken war ...«

FRAU MESCHKE ZU HERR PETERS »Vielleicht lassen wir Herrn Firenze seine Schilderung noch beenden.«

HERR FIRENZE »Die Polizei hat uns dann berichtet, dass Ihre Partnerin total verängstigt war, dass sie Sie so nicht kennen würde, Sie hätten immer wieder mit voller Wucht gegen die Tür getreten, gerufen, Sie würden sie umbringen und immer wieder davon geredet, dass da jemand bei ihr sei. Und dass Sie ihr nicht geglaubt haben. Und dann haben Sie uns angeschrien, wir würden mit Ihrer Partnerin unter einer Decke stecken, und wollten Sie ausschalten. Und als dann die Dienstärztin zu Ihnen sagte, es sei vielleicht ganz gut, Sie würden für eine Nacht auf Station bleiben, um sich auszuruhen, um sich dann morgen die Dinge in Ruhe anzuschauen und zu versuchen es zu verstehen, sind Sie völlig ausgerastet. Das war schon beeindruckend.«

HERR PETERS »Na, das war für mich irgendwie die Bestätigung, dass ich ausgeschaltet werden sollte.«

HERR FIRENZE »Sie haben dann angefangen wie wild um sich zu schlagen und zu treten, wir hatten dann wirklich auch Angst vor Ihnen und waren froh, dass die Polizei noch da war. Die Dienstärztin und ich hätten Sie nicht halten können. Aber wir waren auch in Sorge um Sie, weil es ja offensichtlich war, in welcher Ausnahmesituation Sie sind und dass Sie sich bedroht fühlen und ... ja, betrogen gefühlt haben. Und in einer solchen Situation der Fehleinschätzung sind Sie gefährdet bzw. gefährden andere ... da musste die Ärztin Sie nach PsychKG unterbringen und dabehalten. Dazu ist sie dann auch verpflichtet. Und das hat sie versucht, Ihnen in Ruhe zu erklären, aber ich glaube, das war – so zumindest mein Eindruck – in dieser Situation dann gar nicht mehr möglich. Wir mussten Personalalarm auslösen, weil wir Sie nicht mehr erreichen konnten, und die beiden Polizeibeamten allein haben Sie nicht halten können. Das war auch der Moment, in dem Sie mich gebissen haben.«

HERR PETERS »Ja, das habe ich dann am nächsten Tag gehört, ich konnte mich da gar nicht mehr daran erinnern, also das wollte ich eigentlich nicht, also so bin ich sonst nicht ... Ich wollte nur noch weg, raus ... tut mir leid.«

HERR FIRENZE »Schon okay, ich glaube Ihnen ja, dass Sie das eigentlich nicht wollten und ich erlebe Sie ja jetzt auch ganz anders.«

FRAU MESCHKE »Herr Peters, was glauben Sie hätte die Zwangsmaßnahme, also die Fixierung, verhindern können?«

HERR PETERS »Na ja, also wenn ich Herrn Firenze so zuhöre, dann klar ..., ich meine, ich hab mich halt so bedroht und verarscht gefühlt von allen ... na ja, vielleicht wenn ich die Möglichkeit gehabt hätte zu telefonieren, also wenn ich vorher nochmal meine Freundin hätte anrufen können, und die hätte gesagt, dass sie gleich kommt und wir zusammen sprechen können, also vielleicht dann ... das hätte mich vielleicht beruhigt. Aber so, wissen Sie, alles ging so zack-zack, Polizei, Psychiatrie, dableiben, also ich wusste ja gar nicht, wie mir geschieht. Das war alles so fremd und merkwürdig, wie gespielt, so als hätte mir jemand eine Falle gestellt.«

FRAU MESCHKE »Also Sie meinen, wenn Sie nochmal hätten telefonieren können und es mehr Raum gegeben hätte, man Ihnen vielleicht mehr erklärt hätte, was passiert und warum man Sie in die Psychiatrie gebracht hat? Hätte das das Personal anders machen können?«

HERR PETERS »Ja, vielleicht, also als ich das jetzt nochmal so von Herrn Firenze gehört habe, die Ärztin hat das ja auch versucht, die war doch eigentlich ganz nett, aber dann als sie gesagt hat ›Sie müssen leider dableiben, ich muss Sie unterbringen‹, das kam mir so zynisch vor, wie ›Wir müssen Sie leider umbringen‹, das war letztlich für mich das Gleiche.«

FRAU MESCHKE ZU HERR FIRENZE »Was glaubst Du hätte die Fixierung verhindern können?«

HERR FIRENZE »Jetzt, wo ich Herrn Peters so zuhöre, fallen mir natürlich Dinge ein, aber in der Situation selbst schien alles so alternativlos. Als Sie, Herr Peters, mir den Becher mit Wasser so für mich unvermittelt und voller Wut aus der Hand geschlagen haben, da habe nicht daran denken können, Ihnen ein Telefonat anzubieten, nachdem Sie so auf das Angebot, etwas zu trinken, reagiert haben. Jetzt höre ich von Ihnen, dass Sie sich davon sogar bedroht fühlten. Wenn Sie uns die Chance gegeben hätten, mit Ihnen in Kontakt, ins Gespräch zu kommen, dann hätten wir anders reagieren können. So hatten wir einfach nur Angst um Sie und vor Ihnen.«

FRAU MESCHKE »Fällt Dir etwas ein, was Ihr hättet anders machen können?«

HERR FIRENZE »Also im Nachhinein glaube ich, wir hätten Sie mit der Polizei gleich in ein ruhiges Zimmer bringen sollen, dass da so viel Unruhe war und so viele Leute immer wieder vorbeikamen, ich hatte das Gefühl, dass Sie das sehr verunsichert und zusätzlich unter Stress gesetzt hat. Vielleicht hätten wir sogar die Handschellen erstmal noch dranlassen sollen und Ihnen erklären sollen, wer wir sind, und dass wir gerne die Handschellen abnehmen würden, um Ihnen was zu trinken anzubieten und die Situation in Ruhe zu besprechen und zu klären. So ging alles zu schnell und alles war zu unruhig und gestresst. Dann hätten wir Ihnen auch sagen können, dass wir versuchen, so schnell wie möglich Ihre Freundin anzurufen und sie auch bitten, vielleicht vorbeizukommen.«

FRAU MESCHKE »Hätten Sie, Herr Peters, sich denn in der Situation anders verhalten können?«

HERR PETERS »Also in der Situation, so wie es mir da ging, ich glaube kaum, dass ich mich hätte beruhigen können, und wenn ich jetzt Herrn Firenze höre, also klar, ich glaube, ich hätte da auch Angst gehabt, und dass ich Sie dann auch noch gebissen habe, also das tut mir wirklich jetzt sehr leid, also ich schäme mich jetzt richtig dafür.«

FRAU MESCHKE »Als Sie in der Fixierung waren, hätte es etwas gegeben, das Ihnen die Situation erleichtert hätte?«

HERR PETERS »Also ich fang mal an damit, was es mir nicht erleichtert hat. Dass da dann alle um mich rumstanden, die Polizei dann sofort fragte, ob sie jetzt gehen könne, dann haben sich erstmal das Klinikpersonal und die Polizei darüber unterhalten, was jetzt noch zu klären sei, Papiere und so, aber ich meine, ICH lag da angebunden! Die Ärztin unterhält sich mit der Polizei, irgendwelche Pfleger gingen raus mit den Worten ›War's das?‹, worauf die anderen sagten ›Ja danke‹, als wäre ich plötzlich nicht mehr da, als wäre ich allen scheißegal. Dann kamen wieder andere rein und tuschelten mit der Ärztin, eigentlich fand ich diese Situation am allerschlimmsten. Deshalb fing ich an zu schreien, ich wusste gar nicht mehr, was passiert denn jetzt mit mir, das war alles wie ein Spiel, alle wussten, was passiert, nur ich nicht. Da hab ich Panik bekommen. Und dann sagte eine Pflegerin auch noch, und ich konnte die gar nicht sehen, irgendwas von ›Wäre es nicht besser, gleich ein Medikament zur Beruhigung zu geben?‹ Und dann bekam ich diesen Becher mit Tropfen, die Ärztin sagte irgendwelche Namen von Medikamenten, mir war es dann aber irgendwie egal, und ich dachte ›besser, das alles nicht mehr mitbekommen und wenn die mich ausschalten, dann ist es halt so‹.«

FRAU MESCHKE »Ich kann gut nachvollziehen, dass diese Situation für Sie schlimm und beängstigend gewesen ist. Wie ging es denn dann weiter? Was hätte die Situation dann erleichtert?«

HERR PETERS »Na dann habe ich geschlafen. Wenn jemand in der Situation vorher aber mit mir gesprochen hätte, wenn da jemand, also eine Person, bei mir gewesen wäre und erklärt hätte, das wäre wirklich wichtig gewesen. Als ich dann aufgewacht bin, war eigentlich alles okay, ich war nicht mehr angeschnallt und es kam auch gleich die Pflegerin mit der Stationsärztin und die haben mich gefragt, ob ich etwas zum Frühstücken möchte, und ich konnte rauchen.«

FRAU MESCHKE ZU HERR FIRENZE »Was meinst Du hätte die Fixierungssituation von Herrn Peters erleichtert?«

HERR FIRENZE »Also erst Mal, Herr Peters, wenn Sie das so berichten, wie Sie das erlebt haben, dann kann ich total verstehen, dass Sie so geschrien haben. Ich glaube, es wäre mir auch so gegangen. Natürlich hätte da jemand an Ihrer Seite sein müssen in der Situation und wir hätten dafür sorgen sollen, dass all die Gespräche, die da gelaufen sind, draußen stattfinden. Wir hätten viel mehr für Ruhe sorgen sollen. Ich glaube schon, dass es Ihnen sehr geholfen hätte, im direkten Kontakt mit Ihnen zu bleiben. Eigentlich achte ich auf so was sehr, aber dann bin ich selbst schnell raus aus dem Zimmer, da ich die Bisswunde versorgen lassen musste. Aber ich hätte vielleicht sicherstellen sollen, dass jemand anderes das Gespräch mit Ihnen übernimmt.«

FRAU MESCHKE »Darüber, wie es nach der Beendigung der Zwangsmaßnahme weiterging, haben Sie ja eben bereits Rückmeldung gegeben, Herr Peters. Hätte es darüber hinaus weitere Dinge gegeben, die die Situation nach der Fixierung verbessert hätten?«

HERR PETERS »Nee, das war eigentlich in Ordnung. Die waren alle sehr nett und ich konnte wie gesagt frühstücken und rauchen, mir wurde dann auch alles nochmal ausführlich erklärt und ich hab dann ja auch gesagt, dass ich bleibe. Hatte dann schon das Gefühl, die wollen mir helfen. Und ich war ja auch krass unterwegs gewesen vorher. Es tat mir auch meiner Freundin gegenüber total leid. Aber die haben mir auch gleich mein Handy gegeben, damit ich sie anrufen konnte.«

FRAU MESCHKE ZU HERR FIRENZE »Fällt Dir darüber hinaus noch etwas ein, was geholfen hätte?«

HERR FIRENZE »Nee, also ich glaube, das haben wir dann gut gemeinsam hinbekommen und es freut mich, dass Sie uns dann auch als Unterstützung erleben konnten, obwohl es diese schwierige Situation kurz zuvor gab.«

FRAU MESCHKE »Haben Sie, Herr Peters, mitbekommen, wie und wann das medizinische Personal die Entscheidung getroffen hat, die Fixierung zu beenden? Und ist dieser Zeitpunkt für Sie nachvollziehbar?«

HERR PETERS »Na, ich kann mir vorstellen, weil ich dann geschlafen habe.«

FRAU MESCHKE ZU HERR FIRENZE »Wie und wann wurde denn im Team die Aufhebung der Zwangsmaßnahme entschieden?«

HERR FIRENZE »Also unmittelbar nachdem Herr Peters sich beruhigt hatte, es wurde dann noch ein EKG geschrieben und sein Blutdruck gemessen und alles war unproblematisch, sodass dann ca. eine halbe Stunde später schon defixiert werden konnte. Und dann haben Sie ja tatsächlich auch die Nacht durchgeschlafen. Finde ich komplett verständlich.«

FRAU MESCHKE »Herr Peters, können Sie nach diesem Gespräch hier, im Nachhinein nachvollziehen, warum die Entscheidung der Fixierung getroffen wurde?«

HERR PETERS »Mir hat das hier heute auf jeden Fall geholfen, besser zu verstehen, was da auch alles im Vorfeld passiert ist und wie ich gewirkt haben muss. Also gerade nachdem ich Sie gebissen habe, Herr Firenze, ich glaube, ich wäre auch erstmal nicht zu beruhigen gewesen. Und Sie haben ja auch zusammen mit der Ärztin versucht, mir alles zu erklären. Aber die Medikamente, also das kann ich nicht verstehen, warum die mir so schnell gegeben wurden, ohne Versuch nochmal mit mir zu sprechen.«

FRAU MESCHKE ZU HERR FIRENZE »Ist es für Dich im Nachhinein nachvollziehbar?«

HERR FIRENZE »Ich schätze das ähnlich ein wie Herr Peters. Und auf jeden Fall, das hatte ich vorhin ja schon gesagt, hätten wir mit Ihnen unmittelbar nach der Fixierung im Kontakt bleiben sollen. Ich denke aber, dass Sie auch dann ohne Medikation nicht zur Ruhe gekommen wären.«

FRAU MESCHKE »Ist denn für Sie, Herr Peters, verständlich, warum sich die Mitarbeitenden bedroht gefühlt haben durch Sie?«

HERR FIRENZE »Das schon, ja, ich habe ja auch angegriffen. Aber ich hatte so Angst vor dem Ganzen, ich dachte alle stecken zusammen, alle waren so komisch, haben sich immer so Zeichen gegeben, ich hatte wirklich das Gefühl, mich wehren zu müssen, das kann ich jetzt nochmal viel mehr verstehen.«

FRAU MESCHKE »Was brauchen Sie denn jetzt für eine gelingende Zusammenarbeit auf der Station, Herr Peters, und auch für die Zeit danach? Also, um eine solche Situationen zukünftig zu vermeiden?«

HERR PETERS »Das hier heute war wirklich wichtig. Zu hören, wie Sie mich erlebt haben und dass Sie sich, na ja, Gedanken um mich gemacht haben und kümmern wollten, das habe ich jetzt schon auch verstanden. Auch wenn dieses Erleben, ans Bett fixiert zu sein, während es allen egal ist und niemand sich um mich kümmert, auch wenn das bleiben wird, also wie schrecklich das war. Aber ich habe ja auch schon in den letzten Tagen gemerkt, dass es hier Leute gibt, die mir helfen wollen. Also Sie z. B., Herr Firenze. Aber es gibt hier auch andere, das muss ich auch sagen, vor denen habe ich weiter Angst. Man hört hier manchmal, wenn alle anderen weg sind, also ich weiß nicht, ob Sie beide das alles mitbekommen, aber es gibt hier auch Mitarbeitende, die sind ganz anders drauf, die provozieren, denen ist man ganz schön ausgeliefert hier. Deshalb will ich schon so schnell wie möglich hier weg.«

FRAU MESCHKE ZU HERR PETERS »Und was brauchen Sie, um nicht noch einmal hierher zu kommen, bzw. um nicht nochmal in so eine Ausnahmesituation zu geraten? Und wie können wir Ihnen Hilfe anbieten, sodass Sie die annehmen können?«

HERR PETERS »Na die Ärztin und die Psychologin haben beide schon gesagt, dass ich hier auch ambulant hinkommen kann. Auch zur Recoverygruppe. Die habe ich gestern das erste Mal kennengelernt, also das würde ich gerne weitermachen, denn ich will das alles nicht mehr erleben. Also auch was ich da alles in meinem Rausch, oder auch Psychose, wie ich hier gelernt habe, erlebt habe, das war zu krass. Ich habe das auch meiner Freundin versprochen, die will ich nicht verlieren und die ganze Sache, das hat sie schon sehr erschreckt und das kann ich verstehen.«

HERR FIRENZE »Also ich würde da auch gerne dranbleiben mit Ihnen und wenn Sie dann in die ambulante Therapie kommen, könnte ich mir gut vorstellen, dass wir auch ab und an sprechen, wenn Sie möchten. Wir wollen natürlich auch nicht nochmal in eine solche Situation mit Ihnen kommen, also weder für Sie, noch für uns. Wir können uns ja am Donnerstag zusammensetzen, da habe ich Spätdienst und dann gebe ich Ihnen mal einen unserer Krisenpläne. Den können wir beide auch mit Unterstützung Ihrer Ärztin und Psychologin dann in den Tagen bis zur Ihrer Entlassung nach und nach ausfüllen, und da können dann auch die Dinge einfließen, die wir hier begonnen haben zu besprechen. Auch Ihre Freundin können wir, wenn Sie das möchten, in die Krisenplanerstellung mit einbeziehen. Was meinen Sie?«

HERR PETERS »Das hört sich gut an, gerne.«

FRAU MESCHKE ZU HERRN PETERS UND HERR FIRENZE »Das heißt, Sie beide können sich vorstellen, auch weiterhin miteinander zu arbeiten?«

HERR PETERS UND HERR FIRENZE »Ja, auf jeden Fall.«

FRAU MESCHKE »Dann danke ich Ihnen beiden, dass Sie hier so gut miteinander diese für alle schwierige Situation besprechen konnten, und würde vorschlagen, dass wir die Nachbesprechung jetzt beenden, wenn es für Sie beide an dieser Stelle okay ist. Ich freue mich sehr, dass Sie beide Ihre Zusammenarbeit am Donnerstag mit der Besprechung des Krisenplans fortführen.«

An diesem Beispiel zeigen sich die gewünschten Effekte der Nachbesprechung. In dem Gespräch wird die Bedeutung der Moderation deutlich, die eine ausgewogene und geschützte Atmosphäre schafft, in der beide Beteiligte ihre Perspektive schildern können. Es zeigt sich, dass die Nachbesprechung nicht zu einer Korrektur des eigenen Erlebens führt, sondern dass dieses bestehen bleiben kann, ohne infrage gestellt zu werden. Vielmehr kommt es durch das Hören und Verstehen der Perspektive des anderen zu einer Ergänzung des Erlebten und es entsteht ein gemeinsames Reflektieren auf der Metaebene.
Trotz der für die Beteiligten belastenden Ausgangssituation – beide haben wechselseitige Aggression erlebt, hatten das Gefühl, sich nicht verständlich machen zu können und durch den anderen unter Druck zu geraten – kann ein Verstehen der anderen Perspektive und damit eine Versachlichung der dramatischen Situation erreicht werden. Die Kommunikation leitet damit von einer persönlichen Konfliktebene weg und nimmt eher die problematische Situation in den Blick, nicht mehr das Gegenüber selbst.
Das Nachvollziehen der anderen Perspektive führt zu einem Abgleich mit dem eigenen Erleben. Die Kriterien sind nicht länger »richtig« oder »falsch«, »Opfer« oder »Täter«, »Fehlersuche« oder »Fehlerkorrektur«, sondern vielmehr das Teilen ähnlich erlebter Emotionen. Das schafft die Möglichkeit, therapeutisch in Beziehung zu bleiben bzw. diese aufzubauen. Zudem fördern die Metaebene und das Teilen des Erlebten die Psychohygiene und wirken negativen Folgen, wie Traumafolgestörungen, entgegen – auch wenn deutlich wird, dass die Zwangsmaßnahme so wie der Übergriff weiter als belastend erlebt werden.
Zuletzt helfen die Erkenntnisse der Nachbesprechung allen Beteiligten dabei, neuen eskalierenden Situationen präventiv entgegenzuwirken und deeskalierende Kompetenzen einzusetzen.

Auf einen Blick: Was Beteiligte der Pilotstudie über die Nachbesprechung sagen

In einer Pilotstudie wurden der Leitfaden und die Nachbesprechung in dem beschriebenen Setting überprüft. Dazu wurden Beteiligte aus drei Perspektiven (behandelte, behandelnde und moderierende Person) zu ihrem Erleben während der leitfadengestützten Nachbesprechung befragt. Diese Ergebnisse werden im Folgenden zusammengefasst. Insgesamt berichten Beteiligte überwiegend positiv über ihre Erfahrungen mit der Nachbesprechung. In der folgenden Tabelle sind die Antworten aus der ersten quantitativen Befragung zum Leitfaden und zur Nachbesprechung aufgeführt (Wullschleger u. a. 2019). Dabei konnten die Befragten aus einer sechsstufigen Skala von -3: »überhaupt nicht« bis zu 3: »in hohem Maß« auswählen.
Um einen vertieften Einblick in die Vor- und Nachteile der leitfadengestützten Nachbesprechung zu geben, sollen im Folgenden auch die wichtigsten Punkte der qualitativen Ergebnisse der Befragung zusammengefasst werden. Dabei hoben die Befragten nachstehende positive Aspekte hervor:

Aus Sicht der behandelten Personen:

- Die Möglichkeit, die zurückliegenden Ereignisse zu reflektieren.
- Das Aufzeigen von Perspektiven für zukünftige Behandlungen.
- Die Teilnahme von Mitarbeitenden, die an der Zwangsmaßnahme beteiligt waren.
- Die Möglichkeit, erneut Vertrauen aufbauen zu können.
- Die Neutralität der Moderation und ihre Rolle in der Strukturierung des Gespräches.

Aus Sicht der Mitarbeitenden:

- Das bessere Verständnis der Situation der behandelten Person.
- Die Möglichkeit, die eigene Entscheidung kritisch zu reflektieren.
- Die Möglichkeit, dank der neutralen Grundhaltung auch kritische Fragen ins Gespräch einbringen zu können.

TABELLE 2 **Ergebnisse der quantitativen Befragung** (Wullschleger u.a. 2019)

Frage	Behandelte Person	Fachkraft	Moderation
War die Nachbesprechung hilfreich?	Eher ja	Ja	Ja
Konnte die eigene Perspektive ausreichend ausführlich geschildert werden?	Eher ja	Ja – in hohem Maß	n.z.
Haben sich Gesprächspartner und -partnerinnen verstanden gefühlt?	Eher ja – Ja	Ja	n.z.
Gingen Gesprächspartner und -partnerinnen auf die Schilderung des Gegenübers ein?	Eher ja – Ja	Ja	n.z.
War der Leitfaden hilfreich?	Ja	Ja	Ja – in hohem Maß
Wird der Leitfaden zukünftig bevorzugt angewendet?	Ja	Ja	In hohem Maß
Gab es Probleme bei der Anwendung des Leitfadens?	n.z.	n.z.	Nein – überhaupt nicht
War die Moderation förderlich?	Ja	Ja – in hohem Maß	Ja – in hohem Maß
War der Zeitpunkt der Nachbesprechung angemessen?	Ja	Eher ja	Ja
Wurden Alternativen zu der Zwangsmaßnahme gefunden?	Eher nein	Weder noch	Eher nein
Wurden diese Alternativen als hilfreich bewertet?	Ja	Weder noch	Eher ja
Skala: -3: überhaupt nicht; -2: nein; -1: eher nein; 0: weder noch; 1: eher ja; 2: ja; 3: in hohem Maß			

- Die Notwendigkeit, regelmäßige Schulungen anzubieten, um möglichst viele Stationsmitarbeitende zu erreichen und die Qualität der Intervention aufrechtzuerhalten bzw. zu verbessern.

Aus Sicht der behandelten Personen & der Mitarbeitenden:

- Strukturierung des Gesprächs und gleichzeitig Hilfestellung, wichtige Aspekte nicht zu vergessen
- Funktion des Leitfadens als möglicher Qualitätsstandard

Als kritisch empfundene Aspekte der leitfadengestützten Nachbesprechung waren:

Aus Sicht der behandelten Personen:

- In einem Einzelfall war die Nachbesprechung nicht hilfreich, da die Zwangsmaßnahme im Rahmen der Psychose nicht als schlimm empfunden wurde.
- Eine Person empfand die Nachbesprechung als zu kurz.
- Eine Person gab an, dass in dem Gespräch zu wenig auf ihr Empfinden eingegangen worden sei.

Aus Sicht der Mitarbeitenden:

- Befürchtungen negativer Konsequenzen der Nachbesprechung für die behandelten Personen.

Erstellung von Krisenplänen und Behandlungsvereinbarungen aus der Nachbesprechung

Die leitfadengestützte Nachbesprechung stattgefundener Zwangsmaßnahmen hat neben dem retrospektiven Verstehen der Situation auch einen präventiven Effekt und soll u. a. der Entwicklung von Handlungsalternativen für zukünftige Krisen ermöglichen. Aus diesem Grund dienen die Erkenntnisse aus der leitfadengestützten Nachbesprechung auch dazu, in einen Krisenplan oder eine Behandlungsvereinbarung integriert zu werden. Die abschließende Frage des Leitfadens verweist daher auf das Angebot der gemeinsamen Erstellung eines Krisenplans oder einer Behandlungsvereinbarung.

Die Erstellung individueller Krisenpläne oder Behandlungsvereinbarungen trägt zur nachhaltigen Wirksamkeit der Behandlung bei und fördert langfristige, tragfähige therapeutische Beziehungen. Insbesondere bei Patienten und Patientinnen, die bereits Zwangsmaßnahmen infolge von fremd- und/oder eigengefährdendem Verhalten erfahren haben, ist die gemeinsame Ausarbeitung präventiver Strategien wichtig. Ziel dabei ist (vgl. MAHLER u. a. 2014):

- Eine langfristige und nachhaltige Stabilisierung zu fördern.
- Durch Erkennen von Frühwarnzeichen und Umsetzen der vereinbarten Strategien eine erneute Verschlechterung zu verhindern oder abzumildern.
- Weitere stationäre Aufenthalte zu vermeiden bzw. ein frühzeitiges Aufsuchen zur (möglichst kurzen) Krisenintervention zu ermöglichen.

- Gezielt bereits als wirksam und verträglich erwiesene und von der behandelten Person akzeptierte therapeutische Interventionen und Medikation in Krisensituationen zu ermöglichen.
- Zwangsmaßnahmen und Unterbringungen entgegenzuwirken.

Krisenpläne

Krisenpläne sind nicht rechtlich bindend, sondern dienen als wirkungsvolle therapeutische Maßnahme, um gemeinsam mit der behandelten Person ein Vorgehen für mögliche Krisensituationen zu vereinbaren (Mahler u. a. 2014). Dabei liegen je nach Einsatzort kurze oder lange Krisenpläne zur Bearbeitung vor.
Die kurze Version ist primär für stationäre Behandlungen gedacht. Vorangegangene Krisen werden reflektiert und mögliche präventive Maßnahmen für die Zukunft abgestimmt. Es ist hilfreich, neben der behandelten Person auch Bezugspersonen in die Erstellung des Krisenplans mit einzubeziehen (Mahler u. a. 2014). Die lange Version des Krisenplans ist deutlich umfassender und überwiegend in der ambulanten Versorgung einzusetzen. In die Erstellung des Krisenplans sollten neben der behandelten Person mögliche Bezugspersonen sowie Professionelle, die in der Begleitung der Patientin oder des Patienten wichtig sind, mit einbezogen werden. Insgesamt sollten etwa drei bis vier Sitzungen (à 90 Minuten) veranschlagt werden, um den gesamten Krisenplan zu erarbeiten (Mahler u. a. 2014).

Behandlungsvereinbarungen

Im Gegensatz zum Krisenplan ist die Behandlungsvereinbarung, die den Umgang mit dem Patienten oder der Patientin bei einer stationären Behandlung regelt, rechtlich bindend, es sei denn, akute eigen- oder fremdgefährdende Ereignisse verhindern ihre Einhaltung. Weitere Ausnahmen, die eine Abweichung von der Behandlungsvereinbarung zulassen, müssen genau dokumentiert werden. Welche Aspekte bei der Erstellung einer Behandlungsvereinbarung von besonderer Bedeutung sind, finden Sie imin den Downloadmaterialien (Zugangscode siehe, S. 100).

Implementierung der leitfadengestützten Nachbesprechung

Implementierung im Behandlungsalltag: »Wie kann es gehen?«

Die Implementierung standardisierter, leitfadengestützter Nachbesprechungen von Zwangsmaßnahmen ist grundsätzlich unproblematisch. Es bedarf aber einiger Strukturierung, um die Intervention nachhaltig in die Behandlungsstrukturen zu integrieren und damit die regelmäßige Umsetzung der Nachbesprechung zu sichern. Zu betonen ist, dass die Implementierung von Nachbesprechungen auf den Stationen nur mit Unterstützung der Leitungsebenen und als Teil eines zu etablierenden Gesamtbehandlungskonzepts erfolgen kann (Wullschleger u. a. 2019). Von den Mitarbeitenden wird der Einsatz des Leitfadens als hilfreich und strukturierend erlebt. Die Standardisierung der Intervention dient zudem auch der Qualitätssicherung. Im Folgenden werden die Voraussetzungen sowie die einzelnen Schritte zur Implementierung im Detail vorgestellt.

Haltung und Recoveryorientierung

Das Konzept der leitfadengestützten Nachbesprechung von Zwangsmaßnahmen, wie es hier vorgestellt wird, basiert auf einer recovery-orientierten, partizipativen und multiprofessionell-therapeutischen Haltung (siehe »Leitfadengestützte Nachbesprechung im Weddinger Modell«, S. 33). Der transparente Umgang mit Entscheidungsfindungsprozessen und die konsequente Einbeziehung der behandelten Person in alle relevanten Prozesse sind förderlich für die Etablierung der Nachbesprechung. Eine patientenzentrierte Kommunikation sowie entsprechende Kompetenzen in der Gesprächsführung sind wichtig und hilfreich, um die Durchführung der Nachbesprechung für alle Mitarbeitenden zu erleichtern. Ein grundsätzlich umsichtiger und deeskalierender Umgang mit Krisensituationen sowie die Sensibilisierung aller Mitarbeitenden hinsichtlich einer zwangsvermeidenden, die Autonomie des Patienten oder der Patientin fördernden Arbeitsweise ist zudem eine wichtige Grundlage für die

Implementierung des Leitfadens. Umsichtige, multiprofessionelle Abwägungsprozesse bei der Entscheidung des Einsatzes von Zwangsmaßnahmen geben Mitarbeitenden die nötige Sicherheit und Verantwortung, um der behandelten Person im Rahmen der Nachbesprechung den Abwägungsprozess zu erläutern und die Situation gemeinsam reflektieren zu können. Umgekehrt führen Implementierung und regelmäßige Durchführung der gemeinsamen Reflexion im Rahmen der Nachbesprechung zu einer Sensibilisierung der Mitarbeitenden im Umgang mit Zwang und fördern die Haltungsänderung hinsichtlich Recovery, Transparenz und Partizipation. Folgende Aspekte stehen dabei im Fokus:

- Authentizität,
- Transparenz,
- Empathisches Verstehen,
- Therapeutischen Halt geben (Containing),
- Kontinuität und Konsistenz,
- Geteilte Verantwortung,
- Wahrnehmen und Signalisieren eigener Grenzen,
- Gemeinsamkeit und Gleichwertigkeit signalisieren – aber auch Unterschiedlichkeiten in der Wahrnehmung und Bewertung von Dingen verdeutlichen,
- Widersprüchlichkeiten und Machtgefälle in der psychiatrischen Beziehung benennen, falls diese im Kontakt entstehen.

Grundsätzlich wird die multiprofessionelle Haltung durch die regelmäßige Umsetzung der leitfadengestützten Nachbesprechung gestärkt und fördert zugleich deren Implementierung (vgl. Mahler u. a. 2014).

Sensibilisierung und Schulung der Mitarbeitenden für Ziele der Nachbesprechung

Bei Einführung der leitfadengestützten Nachbesprechung ist es notwendig, den Mitarbeitenden die Hintergründe und Ziele der Intervention zu vermitteln sowie die Durchführung der Nachbesprechung zu üben. Hierfür sollten Schulungen für alle Mitarbeitenden stattfinden (siehe »Schulung der Mitarbeitenden«, S. 75).

Im Rahmen der Schulungen, aber auch darüber hinaus, sollte den Mitarbeitenden die Wichtigkeit von Nachbesprechungen im Allgemeinen sowie die Relevanz des besonderen, moderierten Settings und der Orientierung am Leitfaden vermittelt werden. In allen psychiatrischen Kliniken sind unstrukturierte, bei Bedarf stattfindende Nachbesprechungen einer erfolgten Zwangsmaßnahme üblich (zu Formen der Nachbesprechung siehe »Nachbesprechungen in der

Praxis«, S. 32). Vor Einführung des standardisierten Vorgehens ist es deshalb wichtig, den Mitarbeitenden die Unterschiede zu verdeutlichen und die Relevanz des spezifischen, geschützten Settings wie auch des Leitfadens zu erklären. Es geht dabei nicht darum, bisherige Methoden zu kritisieren oder zu ersetzen. Wichtig ist, dass allen Mitarbeitenden deutlich wird, dass die leitfadengestützte Nachbesprechung ein zusätzliches Angebot ist, das über die bisherigen Varianten der Nachbesprechung (sowohl im Team als auch mit der Patientin oder dem Patienten) und deren Wirksamkeit vor allem in Bezug auf die therapeutische Beziehung, den subjektiv erlebten Zwang, und infolge von Zwangsmaßnahmen entwickelte PTBS-Symptome hinausgeht.

Notwendige organisatorische Strukturen

Um sicherzustellen, dass die Nachbesprechung nach stattgefundener Zwangsmaßnahme immer (mehrfach) angeboten wird und bei Interesse des Patienten oder der Patientin zuverlässig umgesetzt wird, müssen einige organisatorische Strukturen erarbeitet werden.

Dokumentation bei erfolgtem Angebot und erfolgter Nachbesprechung

Zunächst bedarf es einer stetig aktualisierten und allen Mitarbeitenden zugänglichen Übersicht über die Patientinnen und Patienten, die eine Zwangsmaßnahme erfahren haben. Es sollte jederzeit problemlos einsehbar sein, welche Zwangsmaßnahmen der vergangenen Zeit noch nicht nachbesprochen worden sind. Hierfür kann eine Liste aller Zwangsmaßnahmen auf Station geführt werden, die beispielsweise in den morgendlichen Übergaben regelmäßig kurz angesprochen und aktualisiert wird. Es ist auch denkbar, eine bzw. mehrere verantwortliche Personen zu benennen, die die ausstehenden Nachbesprechungen im Blick haben und nachhalten. Es sollte eine klare Vorgabe zur Dokumentation der ausstehenden Angebote und / oder Nachbesprechungen in den Patientenkurven oder dem Krankenhausinformationssystem (KIS) geben. Darauf aufbauend muss eine stringente Dokumentation bereits erfolgter Angebote und stattgefundener Nachbesprechungen vorliegen. Dabei müssen der Zeitpunkt und die Anzahl der Angebote, sowie deren Annahme oder Ablehnung ersichtlich sein. Hierfür bietet sich häufig die Patientenkurve an. Auch erfolgte Nachbesprechungen sollten leicht ersichtlich sein. Ihre Dokumentation kann ebenfalls in der Patientenkurve und / oder im KIS erfolgen. Inhalte der

Nachbesprechung werden i.d.R. nicht im Detail dokumentiert. Wesentliche Aspekte und Konsequenzen, die sich für die zukünftige Behandlung ergeben, sollten aber unbedingt – auch für zukünftige Aufenthalte – gut ersichtlich im KIS dokumentiert werden. Das ist insbesondere dann wichtig, wenn diese (noch) nicht in einem Krisenplan oder einer Behandlungsvereinbarung festgehalten wurden.

Verantwortliche Person oder Personengruppe

Die Erfahrung hat gezeigt, dass es notwendig ist, eine oder mehrere zuständige Personen zu benennen, die die Abläufe regelmäßig überprüfen, Kolleginnen und Kollegen an das Angebot der Nachbesprechung erinnern und gegebenenfalls Strukturen optimieren.
Hierfür gibt es verschiedene Möglichkeiten. Es können entweder Mitarbeitende aus einer oder mehreren beliebigen Berufsgruppen ausgewählt werden, die den Überblick über alle stattgefundenen Zwangsmaßnahmen der Station haben. Es kann sich aber auch anbieten, dass grundsätzlich die behandelnde Person (z. B. ärztliche oder psychologische Mitarbeitende) zuständig ist, das Angebot der Nachbesprechung nach stattgefundener Zwangsmaßnahme im Blick zu halten. Dabei sollen die verantwortlichen Personen nicht notwendigerweise das Angebot zur Nachbesprechung vorbringen oder gar die Nachbesprechung durchführen. Es geht lediglich um die systematische Überprüfung, ob Angebote und Nachbesprechung tatsächlich stattgefunden haben.

Organisation von Setting und Termin

Für die geplante Nachbesprechung muss ein Termin gefunden und koordiniert werden, der an einem für alle Beteiligten passenden Zeitpunkt liegt. Zudem wird ein Raum benötigt, der eine entspannte Gesprächsatmosphäre für drei bis vier Personen ermöglicht. Bestenfalls ist dies ein »neutraler« Raum, der außerhalb der Station liegt. Die Organisation der Nachbesprechung kann von der zuständigen Fachkraft oder einem Mitglied aus dem Behandlungsteam vorgenommen werden. Es bietet sich dabei an, einige erleichternde Vorbereitungen zu treffen, beispielsweise Raumbelegungspläne für geeignete Räume zur Verfügung zu stellen.

Schulung der Mitarbeitenden

Den Schulungen aller Mitarbeitenden der multiprofessionellen therapeutischen Teams kommt bei der Implementierung der leitfadengestützten Nachbesprechung besondere Relevanz zu. Diese Schulungen sollten zunächst bei Implementierung der Intervention, aber auch im weiteren Verlauf regelmäßig angeboten werden. Auch sollten neue Mitarbeitende zeitnah nach ihrer Einstellung die Möglichkeit erhalten, für die Nachbesprechung geschult zu werden. So wird sichergestellt, dass alle Mitarbeitenden umfangreich über das Konzept informiert sind und befähigt werden, als Beteiligte oder Moderierende eine Nachbesprechung durchzuführen.

Nachfolgend wird das Schulungskonzept für Mitarbeitende, das anhand des Leitfadens entwickelt wurde, ausführlich vorgestellt. Dieses Konzept beinhaltet sowohl die Vermittlung der theoretischen Hintergründe der Nachbesprechung, die Vorstellung des entwickelten Leitfadens sowie Rollenspiele, im Rahmen derer die praktische Umsetzung der Intervention geübt und anschließend reflektiert werden soll. Die zugehörigen Schulungsunterlagen erhalten Sie als Downloadmaterial (Zugangscode siehe, S. 102).

Durchführende Die Schulung sollte generell, vor allem aber bei größeren Gruppen, von zwei Personen durchgeführt werden. Diese können vor allem zu Beginn der Implementierung, wahlweise externe Fachpersonen sein (die Autorinnen und der Autor dieser Arbeitshilfe können für Schulungen gerne kontaktiert werden) oder interne Mitarbeitende, die mit der leitfadengestützten Nachbesprechung von Zwangsmaßnahmen und dem Schulungskonzept vertraut sind.

Gruppengröße Die Schulung findet in Gruppen statt. Die Gruppengröße kann hierbei sehr unterschiedlich sein, wobei sich eine Gruppe von 8-15 Personen bewährt hat. Grundsätzlich ist die Schulung aber auch in sehr großen Gruppen möglich. In diesem Fall sollte die Gruppe für die Rollenspiele in Kleingruppen unterteilt werden. Die Gruppe ist idealerweise multiprofessionell zusammengesetzt, dies ist aber keine notwendige Voraussetzung.

Dauer und Regelmäßigkeit Die Schulung dauert üblicherweise zwischen 60 und 90 Minuten. Es ist zu empfehlen, regelmäßige Schulungstermine anzubieten, um neue Mitarbeitende zeitnah nach der Einstellung für die Nachbesprechung zu schulen, und die Kompetenzen der bereits geschulten Mitarbeitenden aufzufrischen und zum Austausch und der Reflexion über die Nachbesprechung anzuregen.

Schulungsmaterial Als Schulungsmaterial ist ausschließlich der Leitfaden in mehrfacher gedruckter Version notwendig (idealerweise ein Exemplar für jeden Teilnehmenden). Soll der theoretische Hintergrund der Nachbesprechung ausführlich dargestellt werden, kann sich hierfür auch eine PowerPoint-Präsentation o.Ä. anbieten.

Inhaltliche Rahmung Das Konzept ist unterteilt in drei inhaltlich aufeinander aufbauende Bereiche, die in chronologischer Reihenfolge die Schulung der Mitarbeitenden strukturieren.

Theoretischer Hintergrund und Vorstellung des Leitfadens Je nach Zusammensetzung der Gruppe und Bekanntheitsgrad des Leitfadens kann die theoretische Herleitung mehr oder weniger ausführlich gestaltet werden. Es ist grundsätzlich bei jeder Gruppe sinnvoll, die wesentlichen Ziele der leitfadengestützten Nachbesprechung zu benennen (siehe »Ziele der leitfadengestützten Nachbesprechung«, S. 37) und das spezifische Setting zu definieren (siehe »Wie wir uns begegnen«, S. 44).

Das Rollenspiel zur leitfadengestützten Nachbesprechung dient dazu, die Nachbesprechung anhand des Leitfadens exemplarisch zu proben. Dabei übernehmen drei Mitarbeitende die Rollen der behandelten, der behandelnden sowie der moderierenden Person. Häufig fällt es Mitarbeitenden schwer, an einem Rollenspiel teilzunehmen, deshalb kann auch ein Part (häufig die Moderation) von einer der schulenden Personen übernommen werden. Es empfiehlt sich jedoch, eine schulende Person als »Beobachterin« für die anschließende gemeinsame Reflexion zu belassen. Die Rollen der behandelten und behandelnden Person einigen sich entweder vorab auf eine zu besprechende Situation oder diese ergibt sich aus der Schilderung der »Patientin oder des Patienten«. Die tatsächliche Berufsgruppe des Mitarbeitenden muss dabei nicht der fiktiven Berufsgruppe im Rollenspiel entsprechen.

Nach dieser kurzen Vorbereitung eröffnet die moderierende Person die leitfadengestützte Nachbesprechung, genauso wie sie es auch in einer reellen Gesprächssituation tun würde. Der Leitfaden wird vollständig angewandt und alle Fragen sowie gegebenenfalls vertiefende Fragen werden gestellt. Dabei ist das Rollenspiel tendenziell etwas kürzer als die reale Nachbesprechung und nimmt ca. 20-30 Minuten in Anspruch.

Reflexion Anschließend reflektiert die gesamte Gruppe gemeinsam das Rollenspiel. Die beteiligten Personen berichten, wie sie sich in ihrer jeweiligen Rolle gefühlt haben, was ihnen leicht oder schwer fiel und welche Beobachtung sie in ihren Rollen gemacht haben. Anschließend berichten auch die Zuschauenden, wie sie die Nachbesprechung erlebt haben. Üblicherweise entsteht eine rege Diskussion, die durch die Schulenden moderiert werden muss. Oft kommen während des Rollenspiels Fragen auf, die hier beantwortet werden können. Ein Überblick der am häufigsten gestellten Fragen aus den Mitarbeitenden-Schulungen findet sich in den FAQs (siehe S. 80).

Hürden und Widerstände im Implementierungsprozess

Die leitfadengestützte Nachbesprechung ist eine ressourcensparende Intervention, die im Rahmen des Weddinger Modells aus dem klinischen Alltag heraus ohne zusätzliche zeitliche, finanzielle oder personelle Ressourcen entwickelt und implementiert wurde. Das Schulungskonzept ist leicht umsetzbar und der Implementierungsprozess ist recht unkompliziert. Darüber hinaus ist die Wirksamkeit dieser leitfadengestützten Nachbesprechung, auch in Anbetracht der problemlosen Durchführung, beachtlich. Dennoch kann es Hürden bei der Implementierung sowie der langfristigen Umsetzung des Konzeptes geben. Neben organisatorischen Herausforderungen, um die dauerhafte und systematische Durchführung der Nachbesprechung zu gewährleisten, kommt es bei Einführung der Intervention – wie bei den meisten Veränderungsprozessen – zu Widerständen oder zumindest Skepsis aufseiten der Mitarbeitenden. Dem gilt es angemessen zu begegnen, insbesondere, weil die eingebrachten Bedenken meist nicht völlig unbegründet und oftmals verständlich sind. Umso mehr ist ein offener Austausch, der den Unsicherheiten der Mitarbeitenden Raum und Beachtung schenkt, notwendig, um die Beweggründe für die Umsetzung der leitfadengestützten Nachbesprechung gemeinsam zu diskutieren und nachzuvollziehen. Im Folgenden werden einige wiederkehrende Argumente und Sorgen, die im Verlauf des Implementierungsprozesses auftreten, einschließlich möglicher Lösungsansätze aufgeführt.

» Das machen wir doch schon immer. **«**

Gerade zur Einführung der Intervention wird es einige oder viele skeptische Mitarbeitende geben. Ein Grund für die Skepsis ist häufig das Argument: »Nachbesprechungen sind doch nichts Neues. Das haben wir schon immer gemacht.«

Dieses Argument hat durchaus seine Berechtigung. Unsystematische und bei individuellem Bedarf durchgeführte Nachbesprechungen mit der Patientin oder dem Patienten finden in allen psychiatrischen Behandlungssettings statt.

Wichtig ist hier, den Unterschied zur leitfadengestützten Nachbesprechung von Zwangsmaßnahmen aufzuzeigen. Die unsystematischen, meist kurzfristig und mit den gerade anwesenden Mitarbeitenden umgesetzten Nachbesprechungen sind wichtig und sollen nicht ersetzt werden. Die leitfadengestützte Nachbesprechung bietet durch ihr Setting, die Konstellation der beteiligten Personen und die Symmetrie des Gesprächs eine wertvolle und über das Bisherige hinausgehende Möglichkeit des Austauschs (siehe »Warum sollten wir Zwangsmaßnehmen nachbesprechen?«, S. 99). Es sollte bei den Schulungen deutlich werden, wodurch sich die leitfadengestützte Nachbesprechung in ihrer Umsetzung, ihren Zielen und ihrer Wirksamkeit von den anderen Formen der Nachbesprechungen unterscheidet.

» Dafür haben wir nicht auch noch Zeit. «

Alle psychiatrisch Tätigen kennen den stetigen Mangel an Zeit und sonstigen Ressourcen, der den stationären Alltag prägt. Daher ist es nicht überraschend, dass viele Mitarbeitende besorgt sind, die Nachbesprechung könnte eine zusätzliche »zeitfressende« Belastung sein.
Es ist nicht von der Hand zu weisen, dass die leitfadengestützte Nachbesprechung zusätzlich zum bisherigen Angebot umgesetzt werden muss. Hier gilt es, die Verhältnismäßigkeit zwischen der kurzen (30-45-minütigen) Intervention und ihren weitreichenden, langfristigen positiven Effekten aufzuzeigen. Stellt man den aufgewandten Ressourcen die vielen Erleichterungen bei zukünftigen Behandlungen gegenüber (niedrigere Wiederaufnahmeraten, weniger Zwang, bessere therapeutische Beziehung, geringere Traumatisierung; siehe »Warum sollten wir Zwangsmaßnehmen nachbesprechen?«, S. 99 und »Wissenschaftliche Evaluation der leitfadengestützten Nachbesprechung«, S. 86), sollte die Nachbesprechung von Zwangsmaßnahmen als Entlastung verstanden werden.

» Das machen doch am Ende immer dieselben Leute. «

Es hat sich tatsächlich gezeigt, dass nicht alle Mitarbeitenden an den Nachbesprechungen teilnehmen wollen – weder als moderierende noch als beteiligte Personen. Das mag daran liegen, dass einige Menschen sich diese offene Art der Gesprächsführung, in der auch die eigenen Emotionen thematisiert werden sollen, nicht zutrauen. In diesem Fall helfen vor allem die regelmäßigen verpflichtenden Schulungen. Mit der Zeit wird es immer mehr Mitarbeitende geben, die sich in der Durchführung der Nachbesprechung kompetent fühlen.

» Jetzt soll ich mich und mein Verhalten also vor der Patientin oder dem Patienten rechtfertigen? «

Ein anderer Grund, warum manche Mitarbeitende Widerstand gegenüber dieser Form der Nachbesprechung leisten, ist, dass oft vermutet wird, die Mitarbeitende müsse sich im Rahmen der Nachbesprechung für die Durchführung der Zwangsmaßnahme rechtfertigen. Dabei geht es auf beiden Seiten nicht um eine Rechtfertigung oder Verteidigung des eigenen Verhaltens, sondern um einen offenen, möglichst wertfreien Austausch über verschiedene Perspektiven und Entscheidungsfindungsprozesse. Letzte Zweifel werden sich jedoch erst in der Anwendung ausräumen lassen. Dann wird für alle schnell spürbar, dass die so gestaltete Gesprächsatmosphäre nicht nur für die behandelten Menschen, sondern auch für die Mitarbeitenden angenehm und schützend ist.

» Bis unsere Patientinnen und Patienten zu einem Gespräch in der Lage sind, sind die längst entlassen. «

Insbesondere auf akutpsychiatrischen Stationen, die als Aufnahmestationen innerhalb des Hauses fungieren, werden Patienten und Patientinnen häufig sehr schnell entlassen oder verlegt. Tatsächlich kann die Nachbesprechung dann meistens erst im Anschluss an den Aufenthalt stattfinden.
Im Zuge der zunehmenden Umstrukturierungen der Versorgungsmöglichkeiten im Hinblick auf Ambulantisierung und Behandlungskontinuität ergänzen viele Stationen momentan ihre Konzepte, um Patientinnen und Patienten in flexiblen Settings behandeln zu können. Besteht bereits solch eine Versorgungsstruktur, ist die Umsetzung der Nachbesprechung als ambulanter Termin nach Entlassung unproblematisch. Bestehen diese Strukturen (noch) nicht oder nicht ausreichend, lassen sich hierfür dennoch Lösungen finden. So kann beispielsweise bei Entlassung ein Infoblatt oder Flyer zur Nachbesprechung mitgegeben, Kontakt zu den weiterbehandelnden Personen aufgenommen oder bei einem zukünftigen Aufenthalt das Angebot erneuert werden.

» Wer soll sich denn da drum kümmern? «

Die Frage nach den Zuständigkeiten sowie der konkreten Verantwortung für die regelmäßige Umsetzung der leitfadengestützten Nachbesprechung ist berechtigt. Eine gute Organisation und eine regelmäßige Überprüfung sind unabdingbar für eine erfolgreiche Implementierung. Wie dies gelingen kann, wurde im Kapitel »Implementierung der leitfadengestützten Nachbesprechung«, S. 71 bereits erläutert.

FAQs zu Implementierung und Durchführung leitfadengestützter Nachbesprechungen

Wie gehen die Gesprächsteilnehmenden damit um, wenn eine Person mehrere Zwangsmaßnahmen erlebt hat?

Prinzipiell ist der Leitfaden so aufgebaut, dass in einem Gespräch nur eine Zwangsmaßnahme besprochen werden kann. Da sich die Fragen auf die konkrete Situation, Handlungsalternativen, Gefühle und Bedürfnisse vor, während und nach der Zwangsmaßnahme beziehen, muss man sich zu Beginn der Nachbesprechung darauf einigen, welche Situation besprochen werden soll. Das ist auch deshalb erforderlich, damit eine an der konkreten Zwangsmaßnahme beteiligte Person aus dem Team an der Nachbesprechung teilnehmen kann. Häufig können sich Personen, die mehrere, oft auch kurz aufeinander folgende Zwangsmaßnahmen erlebt haben, nicht genau an eine Situation erinnern. Dann fließen Bestandteile anderer Zwangsmaßnahmen in die Nachbesprechung mit ein. Gewöhnlich lässt sich das gut in den Gesprächsverlauf integrieren. Die Moderation ist in diesem Fall gefordert, immer wieder Bezug zur ursprünglich geschilderten Situation aufzubauen und die Nachbesprechung gut zu strukturieren.

Wie geht die Fachkraft damit um, wenn sich die Patientin oder der Patient nicht mehr oder nur sehr wenig an die Zwangsmaßnahme erinnern kann?

Gerade in diesem Fall ist es für viele Patientinnen und Patienten hilfreich, die Situation, die zur Zwangsmaßnahme geführt hat, nochmal in Ruhe von einer beteiligten Person berichtet zu bekommen. Der Abgleich der verschiedenen Wahrnehmungen dieser Situation zu Beginn der Nachbesprechung kann dann natürlich nicht oder nur in geringem Maß erfolgen. Dennoch können Patientinnen und Patienten sich meist zu ihren Bedürfnissen und zu den Alternativen äußern. Falls das nicht der Fall ist, profitieren sie vor allem von der Aufarbeitung der fehlenden Erinnerungen.

Viele Zwangsmaßnahmen finden vor oder bei der Aufnahme statt. Möglicherweise waren daran keine Mitarbeitenden der Station beteiligt. Wie soll das nachbesprochen werden?

Sofern die Zwangsmaßnahme im Krankenhaus – nur auf einer anderen Station oder in der Rettungsstelle – stattgefunden hat und eine beteiligte Fachkraft zu finden ist, kann die Nachbesprechung wie üblich durchgeführt werden. Wenn die Maßnahme vor der Aufnahme, beispielsweise durch die Polizei, erfolgte, ist die Umsetzung der Nachbesprechung schwieriger. Bestenfalls gelingt es, externe Beteiligte in die Nachbesprechung einzubeziehen. In diesem Fall kann die Nachbesprechung wie üblich durchgeführt werden. Die externe beteiligte Person ersetzt den beteiligten Mitarbeitenden und nur die Moderation wird vom Team übernommen. Die Möglichkeit der behandelten Person, eine Bezugsperson aus dem Behandlungsteam zur Nachbesprechung hinzuzubitten, sollte hier betont werden (siehe »Alternative Settings«, S. 49).

Wie geht man vor, wenn ein Patient oder eine Patientin eine Nachbesprechung zu einer Zwangsmaßnahme bereits in Anspruch genommen hat, aber um einen weiteren Termin bittet?

Der Wunsch der betroffenen Personen kann aus verschiedenen Gründen aufkommen. Insbesondere wenn die Nachbesprechung sehr frühzeitig nach der Zwangsmaßnahme stattgefunden hat, können sich betroffene Personen manchmal nicht gut an die Nachbesprechung erinnern. In diesem Fall kann man die Nachbesprechung einfach wiederholen, idealerweise mit denselben Beteiligten.

Es kommt aber auch vor, dass durch die Nachbesprechung weitergehende Gedanken ausgelöst wurden, sodass ein Folgetermin auf dem ersten aufbauen kann. Hier ist es nicht nötig, den Leitfaden nochmal in Gänze durchzusprechen. In diesem Fall sollte ein Gesprächstermin mit den beteiligten Personen aus der ersten Nachbesprechung und / oder Mitarbeitenden aus dem Bezugstherapeutenteam vereinbart werden, möglicherweise ist eine Moderation gar nicht mehr nötig (siehe »Zeitpunkt«, S. 45).

Können auch dauerhafte Zwangsmaßnahmen wie ein Unterbringungs- oder Zwangsmedikationsbeschluss nachbesprochen werden? Und wenn ja, wann?

Der Leitfaden ist eigentlich nicht für die Nachbesprechung anhaltender Zwangsmaßnahmen konzipiert. Es hat sich aber gezeigt, dass er dennoch eine gute Orientierung bieten kann, um mit der Patientin oder dem Patienten über die Gründe und die Durchführung der Maßnahme ins Gespräch zu kommen. Es empfiehlt sich, hier nicht zu sehr an den vorgegebenen Fragen festzuhalten. Mit ausreichend Flexibilität kann die Nachbesprechung bereits während der Unterbringung bzw. der Umsetzung der Zwangsmedikation erfolgen und gegebenenfalls Handlungsalternativen für die weitere Umsetzung der Zwangsmaßnahme aufzeigen.

Kann eine Nachbesprechung auch erfolgen, wenn der Patient oder die Patientin zum Zeitpunkt der Zwangsmaßnahme unter einer Demenz, einem Delir oder anderen wesentlichen kognitiven Defiziten litt bzw. weiterhin leidet?

Auch für diesen Fall ist der Leitfaden nicht explizit ausgelegt. Äquivalent zu Frage 2 ist die Durchführung der Nachbesprechung dennoch möglich und zielt dann insbesondere auf das behutsame Füllen von Erinnerungslücken und die Rekonstruktion des Geschehenen ab. Es sollte aber, gerade bei Menschen mit Demenz, abgewogen werden, ob die Nachbesprechung einer nicht-erinnerten stattgefundenen Zwangsmaßnahme hilfreich ist.

Müssen sich die Mitarbeitenden in der Nachbesprechung für die Durchführung der Zwangsmaßnahme rechtfertigen?

Es geht bei der leitfadengestützten Nachbesprechung von Zwangsmaßnahmen nicht um gegenseitige Rechtfertigung. Weder die behandelte noch die behandelnde Person soll »beschuldigt« werden, sich falsch verhalten zu haben. Es geht vielmehr um eine Schilderung der eigenen Perspektive, die Möglichkeit des gegenseitigen Verstehens und einen konstruktiven Austausch über (zukünftige) Alternativen. In den meisten Nachbesprechungen gelingt es beiden Gesprächsteilnehmenden während der Nachbesprechung nachzuvollziehen, warum die andere Person sich auf diese Weise verhalten hat. Eine nachträgliche Zustimmung oder Billigung der Zwangsmaßnahme durch die betroffene Person ist nicht das Ziel der Nachbesprechung. Es geht ausdrücklich nicht darum, sich auf eine einheitliche Version der zu besprechenden Situation zu einigen, sondern um den gleichberechtigten Austausch aller Perspektiven (siehe »Ziele der leitfadengestützten Nachbesprechung«, S. 37).

Kommt es häufig zu schwierigen Gesprächsverläufen oder angespannten Situationen während der Nachbesprechung?

Die Nachbesprechung schafft durch ihr vorgegebenes Setting und die Moderation einen sicheren Raum, der alle Beteiligten gleichwertig schützt und eine Ausgewogenheit des Gesprächs ermöglicht. So entsteht eine entspannte und wohlwollende Gesprächsatmosphäre. Patienten und Patientinnen, die das Angebot annehmen, sind meistens sehr dankbar für die Möglichkeit der Nachbesprechung. Auch hier ist noch mal zu erwähnen, dass die Nachbesprechung nicht das Ziel verfolgt, eine Einigung zwischen den Beteiligten herzustellen. Es ist deshalb auch völlig in Ordnung, wenn die betroffenen Personen die Durchführung der Zwangsmaßnahme auch am Ende der Nachbesprechung als sinnlos und unbegründet erachtet. Durch die zieloffene Gesprächsführung entsteht weder bei der behandelten noch bei der behandelnden Person Spannung. Gestaltet sich der Gesprächsverlauf dennoch schwierig, kommt der Moderation noch größere Bedeutung zu. Die moderierende Person muss dann darauf hinwirken, dass weiterhin beide Beteiligten gleichermaßen Raum haben und gehört werden sowie gegebenenfalls das Verstehen der jeweils anderen Perspektive unterstützen (siehe »Moderation«, S. 47).

Wie kann das Angebot der Nachbesprechung in den Stationsalltag integriert werden?

Es hat sich gezeigt, dass es hilfreich und notwendig ist, einen klaren Ablauf für Angebot und Dokumentation der Nachbesprechung im Stationsalltag zu etablieren. Meist wird eine verantwortliche Person bzw. Personengruppe ausgewählt, die regelmäßig nachfragt, ob die Nachbesprechung nach stattgefundener Zwangsmaßnahme angeboten wurde, oder die Überprüfung wird in bereits bestehende regelmäßige Termine integriert (z. B. morgendliche Übergabe). Ist solch ein Ablauf implementiert, ist die Durchführung der tatsächlichen Nachbesprechungen unproblematisch und ressourcensparend möglich. Es wird ein Termin mit allen Beteiligten vereinbart und bestenfalls ein neutraler Raum für das Gespräch organisiert. Die Nachbesprechung dauert meist nicht länger als 30 Minuten (siehe »Notwendige organisatorische Strukturen«, S. 73).

Wird das Angebot der Nachbesprechung von den Patientinnen und Patienten gut angenommen?

Die Rückmeldungen der Patientinnen und Patienten, die an der leitfadengestützten Nachbesprechung teilnehmen, sind durchweg positiv. Es gibt allerdings auch einige Menschen, die das Angebot nicht in Anspruch nehmen wollen. Hier ist es wichtig, das Angebot zu wiederholen. Letztlich steht es aber jeder betroffenen Person frei, das Erleben der Zwangsmaßnahme nachzubesprechen oder nicht.

Ersetzt die leitfadengestützte Nachbesprechung die Nachbesprechung der Zwangsmaßnahme im Team?

Nein. Die leitfadengestützte Nachbesprechung ist ein zusätzliches Angebot in einem speziellen Setting, das keine andere Form der Nachbesprechung ersetzen soll. Team-interne Nachbesprechungen direkt nach der Zwangsmaßnahme oder innerhalb von Super- oder Intervisionen sollen weiterhin stattfinden. Auch die häufig spontan und nach Bedarf im Stationsalltag stattfindenden Nachbesprechungen zwischen Mitarbeitenden und Betroffenen bleiben von der leitfadengestützten Nachbesprechung unberührt, ebenso wie Nachbesprechungen, die unmittelbar nach oder noch in der Zwangsmaßnahme mit der

Patientin oder dem Patienten durchgeführt werden (zu Formen der Nachbesprechung siehe »Nachbesprechungen in der Praxis«, S. 32).

Können auch mehrere Mitarbeitende als Beteiligte in der Zwangsmaßnahme an der Nachbesprechung teilnehmen?

Nein. Es ist wichtig, dass die Symmetrie des Settings erhalten bleibt. Würden mehrere Mitarbeitende an der Nachbesprechung teilnehmen, ergäbe sich ein Missverhältnis zur behandelten Person. Umgekehrt ist es jedoch unproblematisch, wenn der Patient oder die Patientin sich von einer Bezugsperson begleiten lässt (siehe »Wie wir uns begegnen – Setting der Nachbesprechung«, S. 44).

Kann eine Fachkraft als Beteiligte an der Nachbesprechung teilnehmen, die nicht unmittelbar an der Durchführung der Zwangsmaßnahme beteiligt war?

Nein, da es in diesem Setting explizit darauf ankommt, dass die mitarbeitende Person die Situation aus ihrer persönlichen Perspektive schildert. Möglich ist aber, dass eine Person, die nicht unmittelbar die Zwangsmaßnahme durchgeführt hat, aber maßgeblich in den Entscheidungsprozess einbezogen war, an der Nachbesprechung teilnimmt, z. B. die Oberärztin.

Wie wird damit umgegangen, wenn die Fachkraft in der zu besprechenden Situation zu Schaden kam oder durch die Situation noch so belastet ist, dass sie nicht an der Nachbesprechung teilnehmen möchte?

Natürlich sollen weder Patienten oder Patientinnen noch Mitarbeitende sich zur Teilnahme an der Nachbesprechung gezwungen fühlen. Es ist aber zu bedenken, dass die leitfadengestützte Nachbesprechung für alle Beteiligten eine positive, klärende Wirkung hat. Auch wenn es vorrangig darum geht, das Erlebte für die behandelte Person nachvollziehbar zu machen, profitieren auch Mitarbeitende sehr von dieser Möglichkeit zum Gespräch und können dadurch negative Belastungsreaktionen reduzieren (siehe »Psychohygiene zur Prävention von Belastungsreaktionen«, S. 41).

Darüber hinaus bedarf es gelegentlich Nachbesprechungen für Kollegen und Kolleginnen, die einen Übergriff erlebt bzw. durch einen Übergriff geschädigt wurden. Diese werden häufig durch stationsexterne Mitarbeitende durchgeführt und sind überwiegend als fachliche Supervision oder Kurzintervention nach einem traumatischen Erlebnis zu verstehen. Da behandelte Personen nur im Ausnahmefall an dieser Nachbesprechung teilnehmen und diese Art der Nachbesprechung nur im Bedarfsfall stattfindet, kann sie klar von Ziel und Form der standardisierten Nachbesprechung abgegrenzt werden (siehe »Nachbesprechungen in der Praxis«, S. 32).

Wie oft sollte das Angebot einer Nachbesprechung wiederholt werden, wenn die Patientin oder der Patient zunächst ablehnt?

Zunächst sollte das Angebot einer Nachbesprechung unmittelbar nach der stattgefundenen Zwangsmaßnahme erfolgen, d.h. in der nächsten geeigneten Gesprächssituation. Oft wird das Angebot in dieser Situation noch nicht angenommen oder gerät im Anschluss wieder in Vergessenheit. Es ist deshalb wichtig, im Behandlungsverlauf immer wieder auf die Möglichkeit der Nachbesprechung hinzuweisen. Wie häufig und wie lange nach der stattgefundenen Zwangsmaßnahme das Angebot wiederholt werden sollte, muss individuell entschieden werden (siehe »Wie wir uns begegnen – Zeitpunkt«, S. 45).

Zu welchem Zeitpunkt sollte die Nachbesprechung erfolgen?

Auch wenn das Angebot einer Nachbesprechung direkt nach der stattgefundenen Zwangsmaßnahme erfolgen sollte, ist deren Durchführung zu einem späteren Zeitpunkt meist sinnvoller. Der geeignete Zeitpunkt ist sehr individuell und kann sich von einigen Stunden nach der Zwangsmaßnahme bis hin zu mehreren Monaten später erstrecken (siehe »Wie wir uns begegnen – Zeitpunkt«, S. 45).

Wissenschaftliche Evaluation der leitfadengestützten Nachbesprechung

Die wissenschaftliche Evaluation der standardisierten Nachbesprechung war von Anfang an ein zentraler Bestandteil des Projekts. Ziel dieser Evaluation war, die Auswirkungen der Intervention auf bestimmte Aspekte der Behandlung von Personen, die Zwang erlebt haben, zu untersuchen. Diese Evaluation fand im Rahmen eines vom Bundesministerium für Gesundheit geförderten Projekts »Zwangsvermeidung im psychiatrischen Hilfesystem« (ZVP) statt. Das ZVP-Projekt lief von 2016 bis 2019 und beinhaltete verschiedene Teilprojekte, die von der Charité Universitätsmedizin Berlin, dem Universitätsklinikum Hamburg-Eppendorf und der Bundesarbeitsgemeinschaft Gemeindepsychiatrischer Verbünde (www.bag-gpv.de) geleitet wurden.
Zunächst wurde eine Pilotstudie durchgeführt, um Informationen über die Machbarkeit des Projekts und die Wahrnehmungen der behandelten und behandelnden Personen diesbezüglich zusammenzutragen. Sämtliche Ergebnisse aus dieser Voruntersuchung sind in die weitere Anwendung und Implementierung der standardisierten Nachbesprechung eingeflossen und werden in den entsprechenden Kapiteln (ab S. 44 ff.) ausführlich behandelt. In einem zweiten Schritt wurde eine randomisiert-kontrollierte Studie durchgeführt, in deren Rahmen quantitative und qualitative Methoden angewendet wurden, um die Auswirkungen der Nachbesprechung zu untersuchen.

Studie über die Auswirkungen der Nachbesprechung

Die randomisiert-kontrollierte Studie im Rahmen des ZVP-Projekts hatte zum Ziel, die Auswirkungen der standardisierten Nachbesprechung auf das subjektive Erleben von Zwang, die therapeutische Beziehung und die Entwicklung posttraumatischer Symptome im Vergleich zur bisherigen Standardbehandlung ohne Systematisierung und Standardisierung der Nachbesprechung von

Zwangsmaßnahmen zu untersuchen. Einige der Ergebnisse dieser Untersuchung wurden bereits in Fachzeitschriften publiziert (Wullschleger u. a., 2021, in Druck).

Das Wichtigste auf einen Blick:

- Multizentrische, randomisiert-kontrollierte Studie
- Kombination quantitativer und qualitativer Methoden (sog. Mixed-methods-Ansatz)
- Teilnahme von sechs Berliner Versorgungskliniken
- Rekrutierung der Studienteilnehmenden auf akutpsychiatrischen Stationen, auf denen Zwangsmaßnahmen angewendet werden
- Einschlusskriterien
  - stationär behandelte Personen
  - im Alter von 18-65 Jahren
  - Diagnose einer psychotischen bzw. bipolaren Erkrankung (manische Episode)
  - mindestens eine Zwangsmaßnahme im Behandlungsverlauf
- Randomisierung nach der ersten Zwangsmaßnahme
  - Interventionsgruppe: standardisierte Nachbesprechung
  - Kontrollgruppe: Routinebehandlung (wenn Nachbesprechung, dann nicht standardisiert)
- Quantitative Befragung zum Entlassungszeitpunkt
- Qualitative Einzelinterviews mit Patientinnen und Patienten
- Qualitative Fokusgruppen mit Mitarbeitenden in drei Kliniken

Stichprobe

Die Stichprobe bestand aus insgesamt 109 Patientinnen und Patienten (Interventionsgruppe: 52, Kontrollgruppe: 57). Die Beschreibung der Stichprobe ist in Tabelle 5 zusammengefasst. Es ergab sich kein Unterschied zwischen den Studiengruppen hinsichtlich der sozio-demografischen und klinischen Parameter.

TABELLE 5 Stichprobeninformationen

	Kontrollgruppe	Interventionsgruppe
	n=57	n=52
Alter M (SD)	39.11(11.36)	38.54 (14.27)
Geschlecht n (%)		
Weiblich	26 (45.6%)	28 (53.8%)
Männlich	31 (54.4%)	24 (46.2%)
Migrationshintergrund n (%)	n=54	n=49
Ja	11 (20.4%)	17 (34.7%)
Nein	43 (79.6%)	32 (65.3%)
EU-Rente n (%)	n=55	n=44
Ja	16 (29.1%)	12 (27.3%)
Nein	39 (70.9%)	32 (72.7%)
Höchster Abschluss n (%)	n=55	n=42
Keiner	4 (7.3%)	3 (7.1%)
Hauptschulabschluss	9 (16.4%)	7 (16.7%)
Mittlere Reife	15 (27.3%)	12 (28.6%)
Abitur	11 (20.0%)	5 (11.9%)
Berufsschule	7 (12.7%)	6 (14.3%)
Universität	9 (16.4%)	9 (21.4%)
Diagnose n (%)		
F19.x5, F30.2, F31.2	10 (17.5%)	13 (25.0%)
F2.x	47 (82.5%)	39 (75.0%%)
Klinische Parameter	n=53	n=51
GAF M (SD)	28.49 (12.42)	26.27 (13.28)
CGI-S M (SD)	5.53 (0.72)	5.80 (0.57)

	Kontrollgruppe	Interventionsgruppe
	n=57	n=52
Symptomschwere M (±SD)		
Positivsympt.	2.43 (0.75)	2.27 (0.94)
Negativsympt.	1.21 (0.88)	1.18 (0.95)
Globale Sympt.	2.45 (0.64)	2.43 (0.70)
Manie	1.34 (1.13)	1.29 (1.24)
Depression	0.58 (0.86)	0.47 (0.67)
Fehlende Einsicht	2.30 (0.87)	2.29 (0.97)
Frühere ZM n (%)	n=56	n=52
Ja	37 (66.1%)	35 (67.3%)
Nein	19 (33.9%)	17 (32.7%)
Frühere NB n (%)	n=37	n=36
Ja	3 (8.1%)	5 (13.9%)
Nein	34 (91.9%)	31 (86.1%)
Duration of index stay (days) M (SD)	54.69 (38.81)	70.10 (45.93)
Index ZM n (%)		
Fixierung	37 (64.9%)	31 (59.66%)
Isolierung	15 (26.3%)	18 (34.6%)
Zwangsmedikation	5 (8.8%)	3 (5.8%)

Verwendete Instrumente

Nachfolgend eine detaillierte Auflistung der in der Studie verwendeten Erhebungsinstrumente:

TABELLE 3 Verwendete Instrumente

Erhobene Variable:	Verwendete Skalen:
Posttraumatische Symptome	• Peritraumatic Distress Inventory (PDI – Beurteilung der peritraumatischen Reaktion; Brunet u.a. 2001) • Impact of events Scale – Revised (IES-R; WEISS 2007)
Subjektiv erlebter Zwang	• Coercion Ladder (CL; HØYER u.a., 2002) • Mac Arthur Admission Experience Survey (AES; GARDNER u. a. 1993)
Qualität der therapeutischen Beziehung	• Working Alliance Inventory – short form (WAI-S; TRACEY & KOKOTOVIC 1989)
Sozio-demografische und klinische Daten	• Alter • Geschlecht • Diagnose • Sozioökonomischer Status • Migrationshintergrund • Vorerfahrung mit Zwangsmaßnahmen und Nachbesprechung
Schweregrad der Erkrankung und globale Funktions-niveaus	• Clinical Global Impression Scale (CGI) • Global Assessment of Functioning (GAF) • Erfassung des Schweregrads der aktuellen Symptomatik

Datenauswertung

In Tabelle 4 werden die Methoden der Auswertung quantitativer und qualitativer Daten zusammengefasst.

TABELLE 4 Datenauswertung

Datenauswertung	
Quantitative Daten	• Gruppenvergleiche mittels MANCOVA bzw. ANCOVA mit Studiengruppe und Geschlecht als Faktoren sowie Alter bzw. PDI-Wert als Kovariaten.
Qualitative Daten	• Auswertung der Fokusgruppen und der Einzelinterviews mittels qualitativer Inhaltsanalyse nach MAYRING (2010).

Quantitative Ergebnisse

Effekte auf posttraumatische Symptome

Sowohl in der Interventions- als auch in der Kontrollgruppe wurde der durch das Erleben der Zwangsmaßnahme ausgelöste peritraumatische Stress erfasst. Mit dem Peritraumatic Distress Inventory (Brunet u. a. 2001) wird die Stressreaktion direkt im Anschluss an ein potenziell traumatisches Ereignis erhoben. Zudem kann ein Cuf-Off-Wert bestimmt werden, der auf ein hohes Risiko der Entwicklung einer PTBS und somit auf weitere erforderliche klinische Diagnostik hinweist. Die beiden Studiengruppen unterschieden sich im Ausmaß des durch die Zwangsmaßnahme erlebten peritraumatischen Stresses nicht. In der Kontrollgruppe zeigten 30 Personen (65,2 Prozent), in der Interventionsgruppe 27 (75,0 Prozent) ein Ausmaß der peritraumatischen Reaktion, das eine weitere klinische Evaluation bezüglich der Entwicklung einer PTBS erfordert.

Anhand der Impact of Events Scale – Revised (Weiss 2007) wurde untersucht, ob die Stressreaktion auf die Zwangsmaßnahme durch die standardisierte Nachbesprechung stärker verringert werden konnte als bei dem unsystematischen Vorgehen, also ob sich Interventions- und Kontrollgruppe hinsichtlich der PTBS-Symptomatik unterschieden. Es zeigte sich ein signifikanter Unterschied zugunsten der Intervention auf den Subskalen »Hyperarousal« und »Intrusion« des IES-R. Da die Symptomgruppen »Intrusion« und »Hyperarousal« den Erkrankungsverlauf und die Inanspruchnahme einer weiteren psychiatrischen Unterstützung beeinträchtigen können, nimmt eine Reduktion dieser Symptomatik wesentlichen Einfluss auf die Genesung der behandelten Personen.

Es ist anzunehmen, dass der gemeinsame Austausch über die Situation, die zum potenziell traumatischen Ereignis der Zwangsmaßnahme geführt hat, zur Narrativbildung und somit zur Verhinderung von Traumafolgestörungen beitragen kann. Dieser positive Effekt kann auf die Wiederherstellung der therapeutischen Beziehung und die gemeinsame Aufarbeitung einer bisher nicht besprochenen negativen Erfahrung zurückgeführt werden. Es muss allerdings angemerkt werden, dass nicht untersucht werden konnte, ob und mit welcher Häufigkeit die Studienteilnehmenden bereits zuvor traumatische Erfahrungen erlebt hatten.

Dennoch ist es alarmierend, dass ca. 70 Prozent aller Studienteilnehmenden im Kontext der erlebten Zwangsmaßnahme ein Ausmaß der peritraumatischen Reaktion zeigten, das mit einem hohen Risiko, eine PTBS zu entwickeln einhergeht (GUARDIA u. a. 2013). Dieser Befund macht deutlich, dass die Berücksichtigung potenziell (re-)traumatisierender Situationen während einer psychiatrischen Behandlung zunehmend in den Fokus des therapeutischen Interesses treten muss.

Effekte auf das subjektive Erleben von Zwang

Zur Untersuchung der Effekte der standardisierten Nachbesprechung auf das subjektive Erleben von Zwang wurden zwei unterschiedliche Skalen (siehe Tabelle 3, S. 90) eingesetzt. Die Coercion Ladder (CL) erfasst auf einer visuellen Analogskala (1 bis 10) das Ausmaß des Gefühls, während der Krankenhausbehandlung Zwang erlebt zu haben (HØYER u. a. 2002) . Der MacArthur Admission Experience Survey (AES) hingegen untersucht einerseits den subjektiv erlebten Zwang (AES-2) und andererseits die Wahrnehmung, fair und effektiv behandelt worden zu sein (AES-1; GARDNER u. a. 1993)).

Auch wenn die Hauptanalyse keinen signifikanten Effekt der standardisierten Nachbesprechung auf das subjektive Erleben von Zwang in der Gesamtstichprobe zeigte, belegen die Ergebnisse dennoch, dass im Vergleich zu einem unstandardisierten Vorgehen die standardisierte Nachbesprechung hinsichtlich der Skalen AES-1 und AES-2 einen signifikant positiven Effekt bei Frauen hat. Diese empfanden bei standardisierter Nachbesprechung nach Leitfaden signifikant weniger Zwang als Frauen in der Kontrollgruppe, obwohl sich der objektiv tatsächlich erlebte Zwang nicht unterschied. Für Männer konnte dieser Effekt nicht aufgezeigt werden.

Es ist anzunehmen, dass die Gelegenheit, gemeinsam mit Mitarbeitenden über eine eskalierende Krisensituation zu reflektieren, die Wahrnehmung von Fairness und Nachvollziehbarkeit der Behandlung steigern kann. Die Nachbesprechung kann möglicherweise Gefühle wie Angst, Erniedrigung oder Verzweiflung lindern. Zudem erleichtern Setting und Neutralität der Moderation, die Authentizität der erlebten Gefühle anzunehmen.

Ein möglicher Erklärungsansatz des Genderunterschieds in den Effekten ist, dass Frauen in einem Stationssetting ein höheres subjektives Niveau an Gezwungensein und Angst erleben als Männer. Die Reaktivierung früherer traumatischer Erlebnisse bei Frauen könnte auch eine Rolle bei diesem Befund spielen. Darüber hinaus muss auch berücksichtigt werden, dass Frauen häufig eine günstigere Prognose, z. B. einer psychotischen Erkrankung, zeigen, über bessere sozial-kognitive Fähigkeiten und Emotionswahrnehmung verfügen und daher möglicherweise vom psychotherapeutischen Setting der Nachbesprechung in einem früheren Stadium oder in größerem Ausmaß profitieren könnten als Männer. Darüber hinaus erleben sich Männer im Stationssetting häufiger als Ausgangspunkt von Aggression oder als angsteinflößend für andere. Zudem spielen komorbide Suchterkrankungen und Intoxikationen zum Zeitpunkt der Zwangsmaßnahme bei Männern häufiger eine Rolle.

Effekte auf die therapeutische Beziehung

Mit dem Working Alliance Inventory (Tracey & Kokotovic 1989) wurde die Auswirkung der standardisierten Nachbesprechung auf die therapeutische Beziehung aus Sicht der Patientinnen und Patienten sowie der Therapeutinnen und Therapeuten untersucht. Diese Skala unterscheidet zwischen drei Dimensionen der therapeutischen Beziehung, nämlich emotionale Bindung, Übereinstimmung bzgl. der Therapieziele und Übereinstimmung bzgl. der therapeutischen Aufgaben. Eine erste explorative Analyse konnte zeigen, dass die standardisierte Nachbesprechung einen signifikanten Effekt für weibliche, jedoch nicht für männliche, Personen auf den Subskalen Bindung und Aufgaben hatte.
Die tabellarische Zusammenfassung der quantitativen Ergebnisse im Detail findet sich in Tabelle 6.

TABELLE 6 Quantitative Ergebnisse

	Kontrollgruppe M (SD)			**Interventionsgruppe M (SD)**		
	m	w	Gesamt	M	W	Gesamt
CL	5.57 (3.06)	6.80 (3.45)	6.13 (3.27)	6.22 (3.19)	5.39 (3.27)	5.76 (3.23)
AES-1	4.70 (2.04)	5.91 (2.68)	5.27 (2.42)	5.80 (2.19)	**4.61 (2.48)***	5.11 (2.39)
AES-2	8.60 (2.97)	10.44 (3.14)	9.47 (3.16)	9.05 (3.14)	**8.35 (3.77)***	8.67 (3.49)
PDI	22.59 (14.13)	23.69 (14.98)	23.11 (14.57)	20.85 (11.27)	23.96 (10.66)	22.58 (10.92)
IES-R Intrusion	12.96 (10.49)	13.76 (12.57)	13.32 (11.34)	8.14 (7.80)	7.86 (9.17)	**7.97 (8.55)****
IES-R Avoidance	15.85 (12.49)	19.71 (13.00)	17.57 (12.73)	16.00 (10.98)	18.45 (11.79)	17.50 (11.39)
IES-R Hyperarousal	12.31 (8.78)	14.00 (11.70)	13.06 (10.11)	8.21 (7.58)	9.36 (7.67)	**8.92 (7.55)****
WAI-S Bindung	22.07 (6.09)	18.36 (7.86)	20.35 (7.14)	20.32 (6.00)	**22.23 (5.63)***	21.35 (5.82)
WAI-S Aufgaben	20.38 (6.39)	17.16 (8.53)	18.89 (7.56)	18.00 (6.09)	**20.85 (6.37)***	19.54 (6.34)
WAI-S Ziele	18.69 (6.00)	18.04 (7.74)	18.39 (6.80)	17.73 (6.17)	19.88 (6.77)	18.90 (6.52)

Anmerkung:
*Signifikanter Interaktionseffekt zwischen Intervention und Geschlecht zugunsten der Patientinnen der Interventionsgruppe ($p<0.05$).
**Signifikanter Gruppenunterschied zugunsten der Interventionsgruppe ($p<0.05$). M=Mittelwert; SD=Standardabweichung.

Qualitative Ergebnisse

Insgesamt fanden acht Einzelinterviews mit Patientinnen und Patienten und drei Fokusgruppen mit Stationsmitarbeitenden statt. Zunächst werden die Ergebnisse der Fokusgruppen zusammenfassend dargestellt und jeweils um treffende Zitate ergänzt.

Fokusgruppen mit Mitarbeitenden

Mitarbeitende, die an den Fokusgruppen (FG) teilnahmen, betonten den dialogischen Austausch- und Reflexionsprozess, der von der Nachbesprechung in Gang gesetzt wird. Dieser Prozess diente der Wiederherstellung einer tragfähigen therapeutischen Beziehung, die oft durch den Einsatz von Zwang geschädigt wird. Sie unterstrichen den Umgang mit eigenen Gefühlen, der manchmal als eine Herausforderung, zum Teil auch als ein Hindernis für das Gespräch erlebt wird. Diese Dimension scheint besonders wichtig zu sein, da die Nachbesprechung auch eine Gelegenheit für Mitarbeitende sein soll, über die eigene Praxis zu reflektieren. So soll sich diese Art des Gesprächs als gegenseitiger Lernprozess gestalten, der sowohl auf die individuelle Situation der behandelten Person als auch auf die allgemeine klinische Arbeit wirken soll.

Die Erfahrungen der Mitarbeitenden mit der Nachbesprechung und insbesondere dem standardisierten Format sind überwiegend positiv:

» Es ist sehr wichtig, dass das gemacht wird. Es ist wichtig für den Patienten, dass die Situation noch mal aufgegriffen wird. Die sind häufig froh, dass dieses Thema aufgegriffen wird. «

» Ich glaube, das war eine der angenehmen Sachen, also dass wir wirklich so in einem Behandlungs-Team sitzen und das besprechen, strukturiert besprechen, uns dafür Zeit nehmen. Und wenn das öfters der Fall wäre, glaube ich, wäre das einfach glaube ich generell besser, als auf diese Thematik nur bezogen. «

Der überwiegende Teil der Mitarbeitenden schilderte die Nachbesprechung als einen gemeinsamen Reflexions- und Austauschprozess, aus dem ein gegenseitiges Lernen entsteht:

»Und ich glaube, dass es durchaus dann einfach bei manchen Patienten, nicht bei allen, aber bei manchen Patienten dazu führt, dass sie noch einmal anders über die Situation und sich selbst reflektieren können und manchmal darüber nachdenken können ›wie wirke ich eigentlich auf andere?‹. «

» Aber ich glaube das ist auf alle Fälle auch, und das betone ich in dem Fall, auch für die Mitarbeiter eine gute Gelegenheit [...] über ihre Arbeit und ihr Verhalten am Patienten zu reflektieren. Also ich würde mir wünschen, dass wir das in dem Rahmen weiter machen bei uns. «

» Ich probiere halt mit dem Patienten da noch mal zu einem gemeinsamen Ergebnis zu kommen. Nicht [...] im Sinne einer Einigkeit, sondern im Sinne eines Verstehens beider Seiten. Was da passiert ist, warum das passiert ist, was auch der Vorlauf war. Und das dann halt irgendwie zu verstehen und vielleicht auch noch mal die Perspektive zu wechseln aber halt auch unseren [...] Team-Standpunkt oder auch meinen persönlichen [...] zu vertreten, auch wenn ich da auf eine Ablehnung stoße. «

Mitarbeitende betonten auch, dass die Nachbesprechung dazu dienen kann, nach einer schweren Krisensituation eine tragfähige Beziehung wiederherzustellen:

» In der Situation selbst kann der Patient das nicht erkennen, aber im Nachgang und gerade in der Nachbereitung kann das [...] ja gut und besser mit dem Patienten besprochen werden. Und dann darüber die Beziehung. «

» Und ich glaube, das ist sehr wichtig, irgendwie einen Besprechungsraum zu finden. Weil ich glaub, dass auch oft dieses ›Ich rede nicht mehr mit diesem Patienten‹ [vorkommt]. Obwohl der Patient jetzt vielleicht aus diesem Zustand längst raus ist. Und ich glaube aber, dass es durch diese Intervention eigentlich nicht [mehr] wirklich passiert. «

Die Möglichkeit, während der Nachbesprechung eigene Gefühle und Wahrnehmungen zu thematisieren, wurde als besonders wichtig erachtet, selbst wenn dies nicht der Hauptfokus des Gesprächs war:

» Ich glaube schon, dass hin und wieder mal, dass die Patienten sich in ihrer akuten Phase nicht dessen bewusst sind, dass wir halt auch Gefühle haben und dass man uns halt nicht so einfach beleidigen kann und dass wir doch nicht so einfach akzeptieren und hinnehmen werden und dass man halt schon mal seine Gefühle kundtut. Das glaube ich ist schon eine ganz wichtige Sache. Dann im Nachhinein. «

» Ich glaube, ob unsere eigene Seite so viel Beachtung gefunden hat, ich glaube, das steht hier eher hinten an im Gespräch mit den Patienten. Allerdings wenn es aufgegriffen wurde, fand ich es auch mal ganz hilfreich, sozusagen das eigene Gefühl zu benennen und dem Patienten das quasi widerzuspiegeln.

Weil es da auch wieder im Einzelfall durchaus aufgegriffen wurde und dann auch für Verständnis und bessere Akzeptanz für die getroffene Maßnahme jetzt beigetragen hat. «

Die Wahrnehmung und Äußerung eigener Gefühle sollte den befragten Mitarbeitenden zufolge unabhängig von der Nachbesprechung mehr Berücksichtigung im Alltag finden:

» So also, so ich glaub, dass man so eine persönliche Ebene reinbringt oder dass man sich selber mitteilt, ist hilfreich. Aber das [ist] glaube ich auch wiederum etwas, das man einfach auf alle Situationen wieder beziehen sollte, auf alle Gesprächssituationen. «

In den Fokusgruppen wurde ferner thematisiert, inwiefern Patientinnen und Patienten – aus Schamgefühl oder aufgrund akuter Krankheitssymptome – bereit waren, über ihre Erfahrung mit Zwangsmaßnahmen zu sprechen. Um dem Rechnung zu tragen, sollte die Nachbesprechung regelmäßig angeboten werden.

» Und dann kommt es, glaube ich, auch auf den Patienten an, ob eine Nachbesprechung stattfindet oder nicht, weil ganz viele Patienten sind ja dann auch so, dass sie sagen ›Da will ich jetzt nicht darüber reden‹ und dann kann man das auch einfach nicht nachbesprechen, weil wenn der Patient sich da verweigert, dann ist es halt so. «

» Häufig ist das für sie vielleicht auch ein bisschen schambesetzt. Sie selbst denken, dass darüber nicht gesprochen werden sollte. Dann erfahre ich häufig als eine Erleichterung, wenn man dieses Thema anspricht, da wird dann sehr offen darüber gesprochen. «

Auf der Seite der Mitarbeitenden schienen emotionale Widerstände und Hemmungen die Umsetzung der Nachbesprechung zu verhindern. Dies führe dazu, dass oft nur einige Mitarbeitende sich das Gespräch zutrauten.

» Es ist jetzt auch nichts, was so gerne gemacht wird. Weil muss man sich wieder mit der Sache auseinandersetzen. Da ist dann vielleicht so ein bisschen Verdrängung dabei. Von beiden Seiten, vom Patienten und von unserer Seite aus. Man möchte ja eigentlich, man will das ja, beide Seiten wollen es ja eigentlich nicht. Und dann [ist es] wahrscheinlich auch schwierig, das immer wieder so anzusprechen. «

» Ich glaube auch grad für unerfahrene Kollegen, die das noch nicht so häufig erlebt haben, mag das sogar kritisch hinterfragt werden, dass man da eigene Gefühle bildet. «

Die Frage des Zeitpunkts wurde als zentral wahrgenommen. Dabei kommt die Auswahl des richtigen Zeitpunkts einer Gradwanderung nahe:

» Aber auch den richtigen Moment für dieses Gespräch. Weil dann teilweise irgendwie so, entweder sind die Patienten doch noch total psychotisch und sagen dann immer noch ›Ja und Sie haben mich vergiftet‹ und ich weiß nicht. Oder das ist dann drei Monate später und eigentlich möchte niemand mehr an diese schlimme – also der Patient möchte dann auch nicht mehr an diese Zeit denken. Und man ist irgendwie an der Entlassung dran und möchte nach vorne schauen. «

Mitarbeitende besprachen in den Fokusgruppen auch Aspekte der Umsetzung der Intervention. Zeitmangel und Prioritätssetzung wurden als mögliche Hindernisse benannt. Die Ernennung einer verantwortlichen Person auf jeder Station und die Integration der Nachbesprechung in die systematische Dokumentation der Zwangsmaßnahmen wurden als mögliche Umsetzungshilfen thematisiert.

Einzelinterviews mit Patienten und Patientinnen

Die befragten Patientinnen und Patienten betonten den entlastenden Charakter der Nachbesprechung. Dennoch zeigte sich, dass der Prozess der Nachbesprechung sowie der Aufarbeitung von Zwangserfahrungen höchst individuell ist und Betroffene sehr unterschiedliche Bedürfnisse und Erwartungen daran knüpfen.
Die befragten Patientinnen und Patienten erlebten die Nachbesprechung als entlastend, selbst wenn zum Teil unangenehme Gefühle dabei hochkamen. Der Austausch über den Verlauf und die Entstehung der krisenhaften Situation, deren Einzelheiten oft nicht erinnert werden können, trug zu dieser Entlastung bei:

» Dass es dann einfach nicht mehr so ein Geheimnis war, weil ich dachte die ganze Zeit, das ist so ein Geheimnis, weil niemand darüber gesprochen hat. [...] und es wurde nie über die Fixierung gesprochen. Es wurde nie über Telepathie gesprochen. Es wurde nie über meine Stimmen gesprochen, aber ich habe das selbst auch nicht angesprochen so richtig, aber es wurde auch nicht drüber gesprochen. Und, ähm, als es mal angesprochen wurde war ich irgendwie so ein bisschen erleichtert, weil es dann nicht so ein Mythos war. «

Das Gespräch diente auch dazu, mögliche Alternativen zum Einsatz von Zwang zu thematisieren.

» Vielleicht beruhigende Musik, habe ich gesagt. Aber da ist halt auch die Frage, so, oder den Patienten zu fragen: ›Möchten Sie gerne Musik hören?‹ Und dann vielleicht ein Lautsprecher, dass man [...] selber die eigene Musik oder so, vielleicht beruhigende Musik. Aber halt irgendwie eine Beschäftigung. «

Auch der Zeitpunkt der Nachbesprechung wurde in den Interviews angesprochen. Analog zu den Mitarbeitenden wurde oft ebenfalls ein späterer Zeitpunkt als besser empfunden:

» Also man hat es so eine Woche sacken lassen. Kurz danach hat mich eigentlich keiner angesprochen [...] Ich war so vollgepumpt mit Drogen und war total am Ende und bin da halt einfach wie so 'ne Leiche rumgelaufen und da hab' ich einfach nur eine Zigarette nach der anderen geraucht. [...] Das war gut, dass mich da jetzt niemand angequatscht hat. «

Während Patientinnen und Patienten, die keine Nachbesprechung erhalten hatten, sich diese im Nachhinein gewünscht hätten,

» Mehrmals! Immer! Jedes Mal nachdem ich fixiert worden bin oder jedes Mal nachdem ich eigentlich hier aufgenommen worden bin, so, hätte ich wirklich mal so ein ausführliches Gespräch gewünscht. «

thematisierte ein anderer Patient, dass einige Personen, insbesondere Männer, nicht bereit sind, über Zwangsmaßnahmen zu reden:

» Also ich glaube, die meisten, die isoliert waren, oder die meisten, die fixiert waren, die wollen auch über dieses Erlebnis nicht sprechen, weil es ja unmenschlich ist und man entmannt wurde. Gerade Männer haben damit ein Problem, weil Männer ja. [...] Weil ich, weil sie ja entmannt werden. Also ich glaube, Frauen werden auch nicht so häufig fixiert wie Männer. Da kommen auch nicht tausend Polizisten. «

Fazit

Zusammenfassend werden hier die wichtigsten Aspekte zur leitfadengestützten Nachbesprechung im Hinblick auf die folgenden zwei Leitfragen noch einmal kurz dargestellt.

»Warum sollten wir Zwangsmaßnahmen nachbesprechen?«

Gravierende Folgen von Zwangsmaßnahmen Der Einsatz von Zwangsmaßnahmen kann für Betroffene, Angehörige sowie für Mitarbeitende schwerwiegende Folgen haben und stellt einen wesentlichen Eingriff in die Freiheits- und Persönlichkeitsrechte der Betroffenen dar. Die Anwendung von Maßnahmen gegen den Willen der behandelten Person widerspricht dem therapeutischen Grundgedanken, Autonomie und Selbstwirksamkeit der Patientin oder des Patienten zu stärken. Der Reduktion und Vermeidung von Zwangsmaßnahmen muss daher immer hohe Priorität zugesprochen werden.

Zwang als Ultima Ratio Letztlich ist der Einsatz von Zwangsmaßnahmen bei akuter Selbst- oder Fremdgefährdung notwendig und nicht zu vermeiden. Es ist deshalb unabdingbar, sich nicht nur mit der Reduktion von Zwangsmaßnahmen in der psychiatrischen Behandlung auseinanderzusetzen, sondern auch mit einem professionellen Umgang und spezifischen Rahmenbedingungen, unter denen unumgängliche Zwangsmaßnahmen mit möglichst geringen negativen Folgen für alle Beteiligten umgesetzt werden können.

Haltungsänderung Eine patientenorientierte, auf Transparenz, Partizipation und Recovery ausgerichtete Grundhaltung der Mitarbeitenden erleichtert die Implementierung der leitfadengestützten Nachbesprechung von Zwangsmaßnahmen. Eine entsprechende Haltung ist aber nicht nur Voraussetzung, sondern zugleich auch Folge der leitfadengestützten Nachbesprechung. Das gemeinsame Reflektieren und die Sensibilisierung für die eigene Wirkung und das Erleben der behandelten Person verstärken eine positive Haltungsänderung bei den Mitarbeitenden, und damit mittelbar die Reduktion von Zwangsmaßnahmen.

Transparenz Durch die leitfadengestützte Nachbesprechung werden die Abwägungs- und Entscheidungsfindungsprozesse, die zur Zwangsmaßnahme geführt haben, transparent gemacht und es entsteht ein Raum, der es ermöglicht, das eigene Erleben in der Krisensituation zu beschreiben sowie das Erleben der anderen beteiligten Person zu hören und nachzuvollziehen. Dadurch werden das Willkürerleben der Patientinnen und Patienten sowie negative Folgen, vor allem PTBS-Symptome, reduziert und die therapeutische Beziehung gestärkt.

Symmetrie der Beziehung Häufig haben alle Beteiligten an einer Zwangsmaßnahme ähnliche Gefühle wie Schuld, Scham, Wut und Hilflosigkeit in Bezug auf die eskalierte Situation (Mahler u. a. 2014) und tragen dadurch ein Risiko, das Geschehene traumatisch zu verarbeiten. Oft entsteht bei allen Beteiligten Sprachlosigkeit und die (therapeutischen) Beziehungen drohen zu zerbrechen. In diesem Zusammenhang kommt dem gemeinsamen Reflektieren und Nachbesprechen in einem ausgewogenen, moderierten Rahmen eine entscheidende Rolle zu. Das gegenseitige Verstehen der jeweils anderen Perspektive kann eine Klärung ermöglichen und die Symmetrie in der Beziehung wiederherstellen.

Ergänzung weiterer Interventionen Zur Reduktion und Vermeidung von Zwang sowie zur Sensibilisierung der Mitarbeitenden für einen professionellen Umgang mit Zwang gibt es zahlreiche Interventionen. Die leitfadengestützte Nachbesprechung ist dabei nur eine Maßnahme, die grundsätzlich in Kombination mit weiteren Interventionen (z. B. Deeskalationstrainings, patientenzentrierte Behandlungskonzepte) einzusetzen ist.

Die Zusatzmaterialien finden sich auf https://psychiatrie-verlag.de/product/nachbesprechung-von-zwangsmassnahmen/
Der Zugangscode lautet: »Reflexion«.

»Warum ist die leitfadengestützte Nachbesprechung eine geeignete Intervention?«

Umsetzbarkeit Die leitfadengestützte Nachbesprechung ist leicht zu implementieren und zu schulen. Sie bedarf keiner zusätzlichen personellen, zeitlichen oder räumlichen Ressourcen und kann daher in alle bestehenden klinischen Strukturen integriert werden.

Setting Das für diese Art der Nachbesprechung vorgesehene Setting stellt systematisch einen geschützten und sicheren Rahmen zum reflektierenden Austausch her und ermöglicht durch die Moderation ein offenes, gleichberechtigtes Gespräch.

Inhalte des Leitfadens Der Leitfaden benennt systematisch alle relevanten Aspekte einer wirksamen Nachbesprechung. Die retrospektive Betrachtung des Erlebens in der Krisensituation, die aktuelle Nachvollziehbarkeit des Geschehenen sowie die zukünftigen Möglichkeiten einer Zusammenarbeit erhalten ausreichend Raum, sodass für alle Beteiligten ein zusammenhängendes Bild der gescheiterten Begegnung entstehen kann.

Wissenschaftliche Evaluation Die leitfadengestützte Nachbesprechung wurde bereits mehrfach wissenschaftlich evaluiert und erwies sich dabei als wirksam, hilfreich und umsetzbar.

Empfehlungen Standardisierte Nachbesprechungen von Zwangsmaßnahmen unter Beteiligung der Patientinnen und Patienten werden auch in der S3-Leitlinie zur Vermeidung von Zwang und Gewalt (DGPPN 2018) empfohlen. Im Rahmen der deutschlandweiten PreVCo-Studie zur Implementierung dieser Leitlinie werden standardisierte Nachbesprechungen in zahlreichen Kliniken eingeführt.

Langjährige praktische Erfahrungen sowie die Ergebnisse der wissenschaftlichen Evaluation unterstreichen die dringende Empfehlung einer Implementierung leitfadengestützter Nachbesprechungen von Zwangsmaßnahmen in die klinische Routine.

Literatur

AMERING, M; SCHMOLKE, M. (2012): Recovery: Das Ende der Unheilbarkeit. Köln: Psychiatrie Verlag.

ARMGARDT, C.; SCHAUB, M.; HOFFMANN, K.; ILLES, F.; EMONS, B.; JENDREYSCHAK, J. u. a. (2013): Negative Emotionen und Verständnis: Zwangsmaßnahmen aus Patientensicht. In: Psychiatrische Praxis, 40, S. 278-284.

BONNER, G.; WELLMAN, N. (2010): Postincident review of aggression and violence in mental health settings. In: Journal of Psychosocial Nursing and Mental Health Services, 48, S. 35–40.

BONNER, G.; LOWE, T.; RAWCLIFFE, D.; WELLMAN, N. (2002): Trauma for all: a pilot study of the subjective experience of physical restraint for mental health inpatients and staff in the UK. In: Journal of Psychiatric and Mental Health Nursing, 9, S. 465-473.

BONSACK, C.; BORGEAT, F. (2005): Perceived coercion and need for hospitalization related to psychiatric admission. In: International Journal of Law and Psychiatry, 28, S. 342-347.

BRUNET, A.; WEISS, D. S.; METZLER, T. J.; BEST, S. R.; NEYLAN, T. C.; ROGERS, C. u. a. (2001): The Peritraumatic Distress Inventory: a proposed measure of PTSD criterion A2. In: American Journal of Psychiatry, 158 (9), S.1480-1485.

Bundesärztekammer (2019): Hinweise und Empfehlungen der Bundesärztekammer zum Umgang mit Zweifeln an der Einwilligungsfähigkeit bei erwachsenen Patienten. Deutsches Ärzteblatt, 116, 22.

COLE, C.; VANDAMME, A.; BERMPOHL, F.; CZERNIN, K.; WULLSCHLEGER, A.; MAHLER, L. (2020): Correlates of Seclusion and Restraint of Patients Admitted to Psychiatric Inpatient Treatment via a German Emergency Room. In: Journal of Psychiatric Research, 130, S. 201-206.

CZERNIN, K.; BERMPOHL, F.; WULLSCHLEGER, A.; MAHLER, L. (eingereicht): Effects of Recovery-orientation on the use of forced medication and maximum daily drug dose: the »Weddinger Modell«.

CZERNIN, K.; BERMPOHL, F.; HEINZ, A.; WULLSCHLEGER, A.; MAHLER, L. (2020): Auswirkungen der Etablierung des psychiatrischen Behandlungskonzeptes »Weddinger Modell« auf mechanische Zwangsmaßnahmen. In: Psychiatrische Praxis, 47, S. 242-248.

Deutscher Ethikrat (2018): Hilfe durch Zwang? Professionelle Sorgebeziehungen im Spannungsfeld von Wohl und Selbstbestimmung. Stellungnahme. Berlin: Deutscher Ethikrat.

DGPPN (Hg.). (2018): S3-Leitlinie Verhinderung von Zwang: Prävention und Therapie aggressiven Verhaltens bei Erwachsenen.

Edlinger, M.; Bader, T.; Hofer, A. (2018): Zwangsmaßnahmen in der Psychiatrie: Aus der Steinzeit in eine bessere Zukunft. In: Neuropsychiatrie, 32 (4), S. 175-181.

Emerson, R.; Pollner, M. (1976): Dirty Work Designations: Their Features and Consequences in a Psychiatric Setting. In: Social Problems, 23, S. 243–254.

Gardner, W.; Hoge, S. K.; Bennett, N.; Roth, L. H.; Lidz, C. W. u. a. (1993): Two scales for measuring patients' perceptions for coercion during mental hospital admission. In: Behavioral Sciences & the Law, 11(3), 307-321.

Graumann, S. (2014): Kann Zwang gerechtfertigt sein? Ethische Überlegungen zu unfreiwilligen psychiatrischen Behandlungen. In: T. Henking; J. Vollmann (Hg.): Gewalt und Psyche. Baden-Baden: Nomos Verlagsgesellschaft, S. 123-152.

Guardia, D.; Brunet, A.; Duhamel, A.; Ducrocq, F.; Demarty, A.L.; Vaiva, G. (2013) Prediction of trauma-related disorders: a proposed cutoff score for the peritraumatic distress inventory. The Primary Care Companion for CNS Disorders, 15, (1).

Heinz, A.; Mahler, L.; Montag, C.; Müller, C. (2015a): Treatment Goal: Recovery. In: European Psychiatry, 30, (S1), S. 1-1.

Heinz, A.; Müller, S.; Kipp, L.; Montag, C.; Mahler, L. (2015b): Human rights in psychiatry and the convention on the rights of persons with disabilities. In: Swiss Archives of Neurology and Psychiatry, 166, S. 4-7.

Helmchen, H. (2021): Zwangsmaßnahmen in der Psychiatrie: praktische Konsequenzen ethischer Aspekte. In: Der Nervenarzt, 92, S. 259-266.

Hirsch, S. & Steinert, T. (2019): Freiheitsbeschränkende Zwangsmaßnahmen: Wirksamkeit von Maßnahmen zur Prävention und Reduktion. Deutsches Ärzteblatt, 116, 336-343.

Hotzy, F.; Cattapan, K.; Orosz, A.; Dietrich, B.; Steinegger, B.; Jäger, M. u. a. (2020): Psychiatric advance directives in Switzerland: Knowledge and attitudes in patients compared to professionals and usage in clinical practice. In: International Journal of Law and Psychiatry, 68, S. 1-6.

Ikehata, H.; Samaras, A.; Wilfer, A.; Gervink, A.; Wörmann, D.; Reinhardt, U. u. a. (2015): Implementing Recovery-Orientation in Psychoeducation – An Attempt. In: Psychiatrische Praxis, 42, S. 320-327.

Ilkiwe-Lavalle, O. (2003): Differences between patient and staff perceptions of aggression in mental health units. In: Psychiatric Services, 54, S. 389 – 393.

Isvoranu, A.M.; van Borkulo, C.D.; Boyette, L.L.; Wigman, J.T.; Vinkers, C.H.; Borsboom, D.; Group Investigators. (2017): A network approach to psychosis: Pathways between childhood trauma and psychotic symptoms. In: Schizophrenia Bulletin, 43, S. 187-196.

Jäger, M. (2017): Informeller Zwang in der therapeutischen Beziehung. In: Praxis, 106, S. 91-96.

Kersting, X.A.K. (2018): Schäden und Todesfälle im Rahmen von Zwangsmaßnahmen bei psychiatrischen Patienten: ein systematisches Review. Dissertation, Universität Ulm.

Ketelsen, R.; Schulz, M. (2009): Zwangsmaßnahmen im Vergleich an sechs psychiatrischen Abteilungen. In: S. Hahn; M. Schulz, S. Schoppmann; C. Abderhalden; H. Stefan; I. Needham (Hg.): Depressivität und Suizidalität. Unterosentdorf: IBICURA, S. 115-119.

Klimitz, H.; Uhlemann, H.; Fähndrich, E. (1998): Are restraints used too frequently? Indications, incidence and conditions for restraint in a general psychiatric department. A prospective study. In: Psychiatrische Praxis 25, S. 235-239.

Krieger, E.; Fischer, R.; Moritz, S.; Nagel, M. (2020): Strukturierte Nachbesprechung von Zwangsmaßnahmen mit Patienten – Überblick und aktueller Stand. In: Der Nervenarzt, 92, S. 44-49.

Laiho, T.; Kattainen, E.; Astedt-Kurki, P.; Putkonen, H.; Lindberg, N.; Kylmä, J. (2013): Clinical decision making involved in secluding and restraining an adult psychiatric patient: an integrative literature review. In: Journal of Psychiatric and Mental Health Nursing, 20, S. 830 – 839.

Leiter, M.; Harvie, P. (1996): Burnout among mental health workers: a review and a research agenda. In: International Jounal of Social Psychiatry, 42, S. 90-101.

Lincoln, T. M.; Heumann, K.; Teichert, M. (2014): Das letzte Mittel? Ein Überblick über die politische Diskussion und den Forschungsstand zum Einsatz medikamentöser Zwangsbehandlung in der Psychiatrie. In: Verhaltenstherapie, 24, S. 22–32.

McCarthy-Jones, S.; Longden, E. (2015): Auditory verbal hallucinations in schizophrenia and post-traumatic stress disorder: common phenomenology, common cause, common interventions? In: Frontiers in Psychology, 6, Article 1071.

MAHLER, L.; OSTER, A.; VANDAMME, A. (2021): Das Weddinger Modell: Beziehungsförderung und Zwangsvermeidung in der Behandlung von Menschen mit Psychosen. Nervenheilkunde, 40 (06), S. 430-435.

MAHLER, L.; HEINZ, A.; JARCHOV-JÀDI, I.; BERMPOHL, F.; MONTAG, C.; WULLSCHLEGER, A. (2019a): Therapeutische Haltung und Strukturen in der (offenen) Akutpsychiatrie: Das Weddinger Modell. In: Der Nervenarzt, 7, S. 700-704.

MAHLER, L.; MIELAU, J.; HEINZ, A.; WULLSCHLEGER, A. (2019b): Same, same but different: How the interplay of legal procedures and structural factors can influence the use of coercion. In: Frontiers in psychiatry, 10, 249.

MAHLER L.; WULLSCHLEGER A.; WILFER A.; NIETERT, M.; GERVINK A.; (2017): Leitfaden zur Nachbesprechung von Zwangsmaßnahmen. Veröffentlicht in: WULLSCHLEGER, A.; VANDAMME, A.; RIED, J.; PLUTA, M.; MONTAG, C.; MAHLER, L. (2019): Standardisierte Nachbesprechung von Zwangsmaßnahmen auf psychiatrischen Akutstationen: Ergebnisse einer Pilotstudie. In: Psychiatrische Praxis, 46, S. 128-134. https://doi.org/10.1055/a-0651-6812

MAHLER, L.; JARCHOV-JÀDI, I.; GERVINK, A.; AYILMAZ, H.; WILFER, A.; SISCHKA, K. u. a. (2015): Mehrperspektivität und Peers auf psychiatrischen Akutstationen. In: Nervenheilkunde, 34, S. 249–252.

MAHLER, L.; JARCHOV-JÁDI, I.; MONTAG, C.; GALLINAT, J. (2014): Das Weddinger Modell: Resilienz- und Ressourcenorientierung im klinischen Kontext. Köln: Psychiatrie-Verlag.

MAIER, W.; HAUTH, I.; BERGER, M.; SASS, H. (2016): Zwischenmenschliche Gewalt im Kontext affektiver und psychotischer Störungen. Der Nervenarzt, 87, 53–68.

MAYRING P. (2010): Qualitative Inhaltsanalyse. Weinheim: Beltz Verlag.

MENDÉZ, J. (2013): Special rapporteur on torture and other cruel, inhuman degrading treatment or punishment. 22nd session of the Human Rights Council, Geneva.

MIELAU, J.; ALTUNBAY, J.; LEHMANN, A.; BERMPOHL, F.; HEINZ, A.; MONTAG, C. (2018): The influence of coercive measures on patients' stances towards psychiatric institutions. In: International Journal of Psychiatry in Clinical Practice, 22, S. 115-122.

MIELAU, J.; ALTUNBAY, J.; GALLINAT, J.; HEINZ, A.; BERMPOHL, F.; LEHMANN, A. u. a. (2015): Subjective experience of coercion in psychiatric care: a study comparing the attitudes of patients and healthy volunteers towards coercive methods and their justification. In: European Archives of Psychiatry and Clinical Neuroscience, 266, S. 337-347.

MIELAU, J.; ALTUNBAY, J.; HEINZ, A.; REUTER, B.; BERMPOHL, F.; RENTZSCH, J. u. a. (2016): Coercive interventions in psychiatry: prevention and patients's preferences. In: Psychiatrische Praxis, 44, S. 316-322.

MONTEMAGNI, C.; BADA, A.; CASTAGNA, F.; FRIERI, T.; ROCCA, G.; SCALESE, M. u. a. (2011): Predictors of compulsory admission in schizophrenia-spectrum patients: Excitement, insight, emotion perception. In: Progress in Neuro-Psychopharmacology & Biological Psychiatry, 35, S. 137-145.

National Association of State Mental Health Programm Directors (2008). Six core strategies to reduce seclusion and restraint use. NASMHPD Publications.

NEEDHAM, I. (2008): Psychiatrische Pflege, psychische Gesundheit und Recovery. In: C. Aberdhalten; I. Needham; M. Schulz; S. Schoppmann; H. Stefan (Hg.): Unterostendorf: IBICURA, S. 177.

NIENABER, A.; HEINZ, A.; RAPP, M. A. u. a. (2018): Einfluss der Personalbesetzung auf Konflikte auf psychiatrischen Stationen. In: Der Nervenarzt, 89, S. 821–827.

OLSZEWSKI, K.; JÄGER, M. (2015): Zwangsmaßnahmen in der Psychiatrie. InFo Neurologie & Psychiatrie, 17, S. 56-63.

OSTER, A.; COLE, C.; MAHLER, L. (2021): The Weddinger Modell: A systematic review of the research findings to date and experiences from clinical practice. In: Medical Research Archives, 9, 1-18.

RAKHMATULLINA, M.; TAUB, A.; JACOB, T. (2013): Morbidity and mortality associated with the utilization of restraints: A Review of Literature. In: The Psychiatric Quarterly, 84, S. 499-512.

SAMW (Schweizerische Akademie der Medizinischen Wissenschaften). (2018): Zwangsmassnahmen in der Medizin, online verfügbar unter: file:///C:/Users/martina/Downloads/richtlinien_samw_zwangsmassnahmen.pdf, (26.10.2021).

SCHÄFER, I.; FISHER, HL. (2011): Childhood trauma and psychosis – what is the evidence? Dialogues in Clinical Neuroscience, 13, S. 360-365.

STEINERT T. (2013): Was ist eine Zwangsmedikation? In: Psychiatrische Praxis, 40, 397.

STEINERT, T.; BECHDOLF, A.; MAHLER, L. u. a. (2020): Implementation of Guidelines on Prevention of Coercion and Violence (PreVCo) in Psychiatry: Study Protocol of a Randomized Controlles Trial (RCT). In: Frontiers in Psychiatry, 11.

TEICHERT, M.; SCHÄFER. I.; LINCOLN, T. M. (2016): Wo ein Wille ist, ist auch ein Weg? In: Psychiatrische Praxis, 43, S. 101-106.

THEODORIDOU, A.; SCHLATTER, F.; AJDACIC, V.; RÖSSLER, W.; JÄGER, M. (2012): Therapeutic relationship in the context of perceived coercion in psychiatric population. In: Psychiatry Research 200, S. 939-944.

UN-Behindertenrechtskonvention (2006) Übereinkommen der Vereinten Nationen über die Rechte von Menschen mit Behinderung, online verfügbar unter: https://www.institut-fuer-menschenrechte.de/fileadmin/Redaktion/PDF/DB_Menschenrechtsschutz/CRPD/CRPD_Konvention_und_Fakultativprotokoll.pdf, (04.10.2021).

VAN DER POST, LF.; PEEN, J.; VISCH, I.; MULDER, C.; BEEKMAN, A. T.; DEKKER, J. J. (2014): Patient perspectives and the risk of compulsory admission: The Amsterdam study of acute psychiatry V. In: The International Journal of Social Psychiatry 60, S. 125-133.

WEISS D.S. (2007): The Impact of Event Scale: Revised. In: Wilson J.P.; Tang C.S. (Hg): Cross-Cultural Assessment of Psychological Trauma and PTSD. International and Cultural Psychology Series. Boston: Springer, S. 219-238.

WHITECROSS, F.; SEEARY, A.; LEE, S. (2013): Measuring the impacts of seclusion on psychiatry inpatients and the effectiveness of a pilot single-session post-seclusion counselling intervention. In: International Journal of Mental Health Nursing, S. 512–521.

WULLSCHLEGER, A.; VANDAMME, A.; MIELAU, J.; STOLL, L.; HEINZ, A. u.a. (2021): Effect of standardized post-coercion review on subjective coercion – results of a randomized-controlled trial. In: European Psychiatry, in Druck.

WULLSCHLEGER, A.; VANDAMME, A.; MIELAU, J.; RENNER, L.; BERMPOHL, F.; HEINZ, A. u. a. (2020): Effect of standardized post-coercion review session on symptoms of PTSD: results from a randomized controlled trial. In: European Archives of Psychiatry and Clinical Neuroscience, 271, S. 1077-1087.

WULLSCHLEGER, A.; VANDAMME, A.; RIED, J.; PLUTA, M.; MONTAG, C.; MAHLER, L. (2019): Standardisierte Nachbesprechung von Zwangsmaßnahmen auf psychiatrischen Akutstationen: Ergebnisse einer Pilotstudie. In: Psychiatrische Praxis, 46, S. 128-134.

YAROVITSKY, Y.; TABAK, N. (2009): Patient Violence towards Nursing Staff in Closed Psychiatric Wards: It's Long-Term Effects on Staff's Mental State and Behaviour. In: Medical Law Review, 28, S. 705-724.

ZINKLER, M. (2013): Neuregelung von Zwang: ein Auftrag für die Fachgesellschaft? In: Psychiatrische Praxis, 40, S. 115-116.

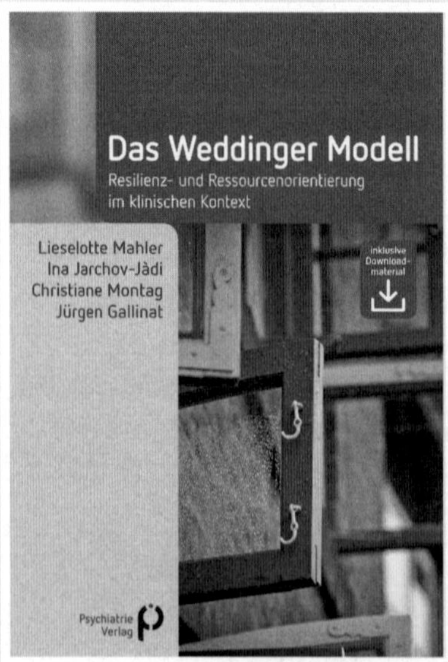

Lieselotte Mahler, Ina Jarchov-Jardi,
Christiane Montag, Jürgen Gallinat

Das Weddinger Modell

Resilienz- und Ressourcenorientierung
im klinischen Kontext

272 Seiten, 35,00 Euro

ISBN 978-3-88414-555-5

Keine Patientengespräche über den Patienten, sondern nur mit ihm, so lautet das Credo im St. Hedwig-Krankenhaus in Berlin-Wedding, das zur Psychiatrischen Universitätsklinik der Charité gehört. Seit Dezember 2010 werden mit dem sogenannten »Weddinger Modell« neue Wege in der stationären Behandlung beschritten, die auch neue Maßstäbe für die ambulante Behandlung setzt: Der Patient ist grundsätzlich – anders als üblich – bei Fallbesprechungen oder Therapieplanungen dabei. Die umfassende Einbeziehung der Patienten, Angehörigen und behandelnden Fachkräfte beinhaltet unter anderem trialogische Visiten und Arztbriefbesprechungen. Die unterschiedlichen Berufsgruppen erhalten gemeinsame Fortbildungen und übernehmen auch gemeinsam Verantwortung für die Behandlung. Die Stärkung des mulitprofessionellen Teams ist eine zentrale Säule des Weddinger Modells.

Offene Begegnungen – Haltung zu Aggressionen und Behandlungen gegen den Willen

Lieselotte Mahler

Spätestens seit der UN-Konvention zu den Rechten von Menschen mit Behinderungen wurden Psychiatrie und Gesetzgebung gezwungen, sich einer Grundsatzdiskussion in Bezug auf Selbstbestimmung und Teilhabe von Menschen mit psychiatrischen Erkrankungen zu stellen, und sie unterliegen einem notwendigen Wandel. Maßnahmen gegen den Willen des Patienten mit ihrem innewohnenden ethischen Konfliktpotenzial, das trotz des aktuellen Wandels wohl nie gänzlich gelöst werden kann, stellen die schwierigste Gratwanderung in der psychiatrischen Behandlung dar. Unfreiwilligkeit, Unterbringungen, Gewalt, Aggression und Zwangsmaßnahmen werden von allen Beteiligten im psychiatrischen Kontext als am stärksten belastend empfunden und gehen mit einem hohen Risiko für gesundheitliche (physische wie psychische) Folgeschäden einher (Leiter & Harvie 1996; Gunkel 2005; Yarovitsky & Tabak 2009; Virtanen u.a. 2011).

Zwangseinweisungen, Unterbringungen zur Behandlung sowie Zwangsbehandlungen stehen zudem im Widerspruch zum Bestreben, die Patientinnen und Patienten in ihrer Autonomie und Selbstbestimmung im Sinne von Empowerment und Recovery zu fördern. Andererseits können in Ausnahmesituationen therapeutische Maßnahmen gegen den Willen von Patienten notwendig sein, um Selbstbestimmung und Übernahme von Eigenverantwortung überhaupt wieder möglich zu machen. Abwägungen und Entscheidungen bedeuten in diesem Spannungsfeld ein ethisches Dilemma und sind Hauptbestandteil aktueller Debatten zu Selbstbestimmung, Inklusion und Patientenrechten. In diesem Dilemma kann sich die Psychiatrie nicht ihrer Verantwortung durch eine völlige Abgabe der Verantwortung an die Gesellschaft oder die Justiz entziehen. Vielmehr braucht es einen permanenten, offenen und gleichberechtigten Diskurs aller Beteiligten des psychiatrischen Kontextes (Psychiatrieerfahrene, Mitarbeitende, Angehörige, Sozialpsychiatrischer Dienst, Gerichte, Betreuende u.a.) sowie in der Gesellschaft. Die größte Chance liegt wahrscheinlich vor allem im Schaffen flächendeckender Angebote, die wirkliche Alternativen zum »klassischen psychiatrischen System« darstellen. Gleichzeitig muss (und kann!) sich das »klassische System« jedoch in Struktur und Haltung hinsichtlich Partizipation, Transparenz und Inklusion umfassend verändern.

Mit dem Weddinger Modell soll vermieden werden, dass eine moderne und recoveryorientierte Psychiatrie Menschen mit schweren psychischen Erkrankungen exkludiert, bei denen es auch (zumindest kurzfristig) zu Unterbringungen oder therapeutischen Maßnahmen gegen den Willen als Ultima Ratio gekommen ist oder damit zu rechnen ist. Andernfalls müsste die Frage aufgeworfen werden, ob es für psychische Ausnahmesituationen, die z.B. mit einem Verlust der Steuerungsfähigkeit sowie mit Eigen- und/oder Fremdgefährdung einhergehen, entweder keine Versorgung gibt oder nur eine Psychiatrie hinter verschlossenen Türen herhalten kann. Tatsächlich sind in den letzten Jahren zunehmend schwer erkrankte Menschen in geschlossenen Heimen oder in Forensiken zu finden (PRIEBE u.a. 2005). Die Erfahrungen mit dem Weddinger Modell zeigen Gegenteiliges: Eine auf Partizipation, Transparenz und Recovery ausgerichtete Psychiatrie ermöglicht zum einen, das Vorkommen von Unterbringungen und Zwangsmaßnahmen in Häufigkeit und Dauer auf ein absolutes Minimum zu reduzieren, *ohne* sich der Verantwortung für Menschen mit schweren psychischen Erkrankungen zu entziehen und *ohne* ihnen die Verantwortung für sich selbst abzusprechen. Zentral ist hier der transparente und offene Austausch, der fest verankert in der Haltung und in den Strukturen, multiprofessionell mit den Patientinnen und Patienten sowie Bezugspersonen stattfindet, sowohl in Entscheidungsfindungsprozessen als auch in der Nachbearbeitung von Aggressionen und Zwangsbehandlungen (über den Behandlungsrahmen hinaus).

Es gibt umfangreiche Untersuchungen, Leitlinien und Literatur zur Deeskalation und Prävention von Aggressionen und Gewalt und Vermeidung von Zwangsmaßnahmen sowie Haltungsempfehlungen zum emphatischeren Umgang und besseren Verstehen psychisch erkrankter Menschen, welche als Grundlagen und -haltung einer jeder Psychiatrie dienen sollten (z.B. COLLINS 1994; NEEDHAM u.a. 2002; BOCK 2003; LANG 2013; WALTER u.a. 2012; BÄRSCH & ROHDE 2013; LEHTINEN

1996). Die Erfahrungen mit dem Weddinger Modell unterstreichen diese zahlreichen Konzepte und Untersuchungen, die zeigen, dass durch Deeskalation, »offene Tür« und eine liberalere, »normalisierte« Stationsatmosphäre sowie integrative Ansätze das Vorkommen von Gewalt, Aggressionen sowie in der Folge Zwangsbehandlungen und -maßnahmen deutlich reduziert werden können.
In diesem Kapitel geht es vorrangig um die innere Haltung und Möglichkeiten im Umgang mit den Fragen: Was tun, wenn trotz allem Unfreiwilligkeit und Zwang nicht vermieden werden können und Partizipation und Selbstbestimmung des Patienten dennoch erhalten und gefördert werden sollen? Wie diese Rechte aufrechterhalten und eine individualisierte Behandlung gewährleisten, auch wenn es krankheitsbedingt zu Gewalt und Aggressionen durch den Patienten kommt? Hier fließen die Erfahrungen aus der Zusammenarbeit und aus den Nachbesprechungen mit unseren Patienten und Patientinnen ein wie auch der intensive multiprofessionelle tägliche Austausch.

Der psychiatrische Raum: authentisch, kreativ und »normal«

Von Beginn an wird im Weddinger Modell versucht, den Kontakt und die Situation »zu normalisieren« mit dem übergeordneten Ziel, den Menschen so schnell und so selbstbestimmt wie möglich in sein Leben zurückzubegleiten (möglichst unabhängig von psychiatrischen Strukturen). Mit Normalisierung meinen wir nicht, Menschen durch Regeln und Normen zu »normalisieren«, das wäre mehr als kontraproduktiv; vielmehr soll Vielfalt respektiert und gefördert werden. Es bedeutet, der psychiatrischen Situation (die immer eine besondere bleiben wird) so weit wie möglich flexibel und kreativ den »Geist der Anstalt« auszutreiben, sich dem Lebensumfeld und den Lebensgewohnheiten der Menschen zu öffnen und sich authentisch, neugierig und respektvoll zu begegnen. Kurzum, es sollte alles, was den äußeren »psychiatrischen Raum« spezifisch zu anderen abgrenzt, vermieden werden.

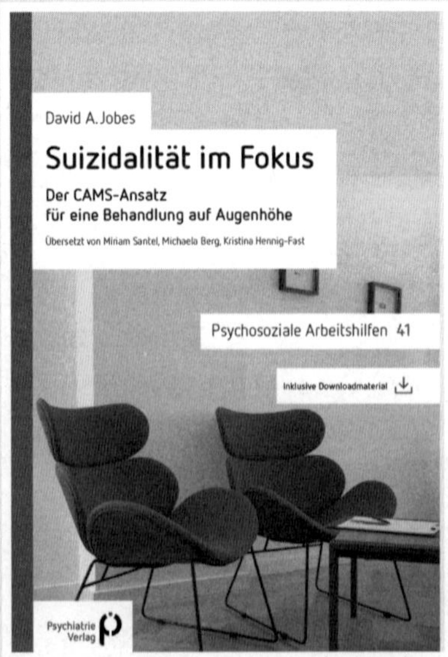

David A. Jobes,
Miriam Santel (Übers.), Michaela Berg (Übers.),
Kristina Hennig-Fast (Übers.)

Suizidalität im Fokus

Der CAMS-Ansatz für eine Behandlung auf Augenhöhe

288 Seiten, 40,00 Euro
ISBN: 978-3-88414-929-4

Offen über Suizidalität sprechen

Der CAMS-Ansatz steht dafür, die Suizidalität als eigenständiges Phänomen –unabhängig von psychiatrischen Diagnosen – gemeinsam mit den Patientinnen und Patienten in den Fokus zu nehmen und eine vertrauensvolle, von Offenheit geprägte therapeutische Beziehung aufzubauen.
Diese Haltung verbindet sich mit einem therapeutischen Werkzeug: der Suizidstatusform (SSF). Dieses Instrument dient der Beurteilung des Suizidrisikos und der Navigation durch die Behandlung.
Die SSF beinhaltet wichtige Therapiebausteine wie den Behandlungsplan und einen Notfallplan für Krisensituationen.
Downloadmaterialien mit praktischen Formulierungshilfen unterstützen offene Gespräche zu einem schwierigen Thema..

Psychiatrie Verlag

Telefon 0221 167989-0, Fax 0221 167989-20,
E-Mail: verlag@psychiatrie.de,
Internet: www.psychiatrie-verlag.de